Derouicha MATMOUR
Mohamed KADARI
Dalila MIRAOUI

Medicamentos para o sistema cardiovascular

Derouicha MATMOUR
Mohamed KADARI
Dalila MIRAOUI

Medicamentos para o sistema cardiovascular

Compêndio de Química Terapêutica Volume 1 : Tomo 1

ScienciaScripts

Imprint
Any brand names and product names mentioned in this book are subject to trademark, brand or patent protection and are trademarks or registered trademarks of their respective holders. The use of brand names, product names, common names, trade names, product descriptions etc. even without a particular marking in this work is in no way to be construed to mean that such names may be regarded as unrestricted in respect of trademark and brand protection legislation and could thus be used by anyone.

Cover image: www.ingimage.com

This book is a translation from the original published under ISBN 978-620-2-53226-6.

Publisher:
Sciencia Scripts
is a trademark of
Dodo Books Indian Ocean Ltd. and OmniScriptum S.R.L publishing group

120 High Road, East Finchley, London, N2 9ED, United Kingdom
Str. Armeneasca 28/1, office 1, Chisinau MD-2012, Republic of Moldova, Europe
Managing Directors: Ieva Konstantinova, Victoria Ursu
info@omniscriptum.com

Printed at: see last page
ISBN: 978-620-8-57783-4

Conteúdo

Prefácio

A química terapêutica é uma disciplina científica fundamental para o desenvolvimento de novos medicamentos. O seu objetivo é descobrir novos medicamentos ou melhorar a eficácia e a segurança dos medicamentos existentes através da modificação da sua estrutura química. É, por conseguinte, uma área-chave no desenvolvimento de novos tratamentos para uma variedade de doenças, tais como doenças cardiovasculares, cancro, doenças neurológicas, infecções, etc.

Este livro, intitulado *"Abrégé de Chimie Thérapeutique, Volume 1 : Tome 1 : Médicaments du Système Cardio- Vasculaire"*, faz parte uma coleção *de Abrégé de Chimie Thérapeutique* que trata das diferentes classes terapêuticas dos medicamentos.

Este Volume 1: Tomo 1 é portanto dedicado especificamente ao tratamento das doenças do *Sistema Cardiovascular* como a hipertensão arterial, nomeadamente os diuréticos, os beta-bloqueantes e os anti-hipertensores centrais. Cada capítulo aborda sucessivamente uma evocação fisio-patológica, a história da descoberta, a classificação fármaco-química, as principais moléculas comercializadas, o estudo do líder, o mecanismo de ação, o estudo da relação estrutura-atividade, etc.

indicações, contra-indicações e efeitos secundários.

Destina-se principalmente aos estudantes e residentes das ciências médicas, nomeadamente de farmácia e de medicina.

Obviamente, os autores estão conscientes de que este resumo cobre apenas uma parte do vastíssimo campo dos fármacos para o Sistema Cardiovascular, que pode ser encontrado de forma mais completa em numerosos tratados. Devemos também ter em conta o impressionante desenvolvimento da investigação de novos tratamentos para estas doenças, com muitos avanços prometedores.

Ao mesmo tempo que espero que este livro seja útil, fornecendo aos estudantes informações claras e precisas sobre os fármacos para o *Sistema Cardiovascular*, gostaria de agradecer aos autores o seu profundo empenho e o seu excecional profissionalismo, que tornaram possível a realização do primeiro volume do *Abrégé de Chimie Thérapeutique*, ao qual se seguirá um segundo volume que abrangerá as restantes classes terapêuticas, como os anticoagulantes, os antiagregantes plaquetários, os fibrinolíticos, etc., no mesmo volume.

Prof. DELLAOUI Yahia

Farmacêutico Professor de Química Terapêutica Faculdade de Medicina de Oran

Prefácio

O objetivo da *Química Terapêutica* é descobrir, desenvolver e interpretar o modo de ação e a relação entre a estrutura química e a atividade terapêutica das moléculas farmacologicamente activas obtidas por síntese química ou hemi-síntese. À escala industrial, *a Química Terapêutica* ocupa-se do fabrico e do controlo de qualidade das matérias-primas para uso farmacêutico, incluindo os princípios activos e os excipientes.

Este *Compêndio de Química Terapêutica* compreende vários volumes que abrangem as diferentes classes terapêuticas de fármacos, sendo o primeiro dedicado aos *Fármacos do Sistema Cardiovascular.*

Em cada volume, *o Abrégé de Chimie Thérapeutique* descreve a fisiopatologia da doença, os principais medicamentos utilizados, as principais vias de síntese química, os elementos essenciais do controlo de qualidade, o mecanismo de ação, a relação estrutura-atividade, as principais indicações, contra-indicações e efeitos indesejáveis.

O Compêndio de Química Terapêutica destina-se a estudantes de *Farmácia, Medicina, Química Farmacêutica, Preparadores de Farmácia de Saúde Pública* e internos de pós-graduação em Química Terapêutica, Farmacologia, Cardiologia, Nefrologia e Medicina Interna, bem como a profissionais do medicamento interessados na conceção, controlo de qualidade e utilização racional de princípios activos.

Comité Editorial

Participaram na preparação e na realização deste livro as seguintes pessoas

Arquivo de Química Terapêutica,

Volume 1

Medicamentos para o sistema cardiovascular "

Dr. Derouicha MATMOUR
Dr. Mohamed KADARI
Dra. Dalila MIRAOUI
Prof. Houari TOUMI
Faculdade de Medicina de Sidi Bel-Abbès

Faculdade de Medicina de Sidi

Bel-Abbès

Faculdade de Medicina de Sidi

Bel-Abbès

Faculdade de Medicina de Oran

Introdução ao Volume 1 : Tomo1

O primeiro volume *do Abrégé de Chimie Thérapeutique* é consagrado aos *medicamentos para o sistema cardiovascular*, que se revestem de uma importância clínica particular no tratamento a longo prazo das doenças cardiovasculares, uma das principais causas de mortalidade a nível mundial.

Três capítulos são descritos neste volume 1: Volume 1, Medicamentos : diuréticos, beta-bloqueadores e anti-hipertensores centrais.

Cada capítulo trata sucessivamente de :

— Informações gerais sobre a classe terapêutica e uma evocação fisiopatológica da patologia em causa;

— História da descoberta, classificação farmacoquímica e principais moléculas comercializadas;

— Estudo do líder de cada classe, ou seja, a sua síntese química e controlo de qualidade de acordo com a Farmacopeia Europeia 9ª edição;

— Mecanismo de ação molecular e estudo da relação estrutura química-atividade terapêutica ;

- Principais indicações, contra-indicações, efeitos secundários e, finalmente, uma conclusão e perspectivas.

Um índice alfabético é incluído no final do livro, facilitando a pesquisa e o acesso às informações por DCI ou nome de propriedade.

Lista de autores

Participaram na preparação e redação do presente relatório as seguintes pessoas

Volume 1: Volume 1 intitulado :

"Medicamentos para o sistema cardiovascular

Dr. Derouicha MATMOUR
Dr. Mohamed KADARI
Dra. Dalila MIRAOUI
Prof. Houari TOUMI
Faculdade de Medicina de Sidi Bel-Abbès

Faculdade de Medicina de Sidi

Bel-Abbès

Faculdade de Medicina de Sidi

Bel-Abbès

Faculdade de Medicina de Oran

Comité de Leitura

As seguintes pessoas participaram na leitura deste livro intitulado :
"Abertura de Química Terapêutica, Volume 1: Tomo 1
Medicamentos para o sistema cardiovascular "

Prof. Karim MEGHACHOU
Faculdade de Medicina de Sidi Bel-Abbès

Prof. Ahmed OUGHILAS
Faculdade de Medicina de Sidi Bel-Abbès

Homenagem

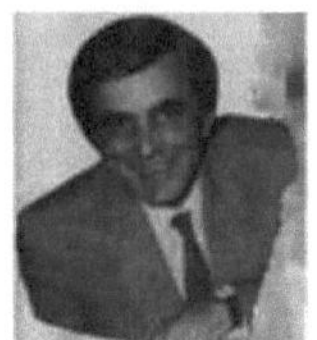

No final da redação deste livro intitulado *"Abrégé de Chimie Thérapeutique"*, gostaria de prestar homenagem ao *Professor Ali GHERIB*, o primeiro *Professor de Química Terapêutica* independência da Argélia, falecido a 12 de fevereiro de 1991 no CHU Mustapha em Argel.

O Professor Ali Gherib obteve o diploma de Estado em farmácia em junho de 1964 na Faculdade de Medicina de Argel. Participou na formação de todas as classes de farmacêuticos formados desde a independência da Argélia até ao dia da sua morte, no seu gabinete do Hospital Universitário Mustapha de Argel.

Em 1967, *o Prof. Ali Gherib* foi aprovado no concurso para a obtenção da licenciatura em Química Terapêutica.

Foi imediatamente nomeado farmacêutico-chefe do Laboratório Central de Biologia do Hospital Universitário Mustapha, o que lhe permitiu ascender a professor associado em 1 de novembro de 1967, e depois a professor estagiário, antes de ser nomeado titular em novembro de 1971. Desde então, tem sido um dos pilares da família farmacêutica argelina e um dos fundadores da Société Algérienne de Pharmacie e da Fédération des Pharmaciens du Maghreb.

Caro Professor, queira aceitar a expressão da nossa sincera gratidão e testemunho de respeito pela sua carreira. Ficamos-lhe a dever e nunca o esqueceremos !!!

Paz para a vossa alma !!!

Dr. Derouicha MATMOUR

Farmacêutico Terapeuta que nunca o viu !!!

Capítulo 1

Medicamentos diuréticos

1. Introdução

Os diuréticos são fármacos utilizados no tratamento de redemas de várias origens, tendo-se tornado a base do tratamento da hipertensão arterial, apesar advento sucessivo de três novas classes de fármacos anti-hipertensores: os β-bloqueadores, os inibidores da enzima de conversão da angiotensina e os antagonistas do cálcio.

Antes de abordar os principais diuréticos, é necessário recordar a fisiologia do nefrónio.

2. Lembrete anátomo-fisiológico

2.1. Anatomia do nefrónio

O nefrónio é a unidade funcional do rim, dividido entre o córtex e a medula. A parte vascular do nefrónio é constituída pelo glomérulo e a parte tubular do nefrónio é constituída por vários segmentos ***(Figura 1)***:

— Cápsula de Bowman ;
— Tubo de contorno proximal (TCP) ;
— Alça *de HENLÉ* (AH) em forma de U na medula;
— Tubo de derivação distal (DBT) que conduz ao ducto coletor (CD).

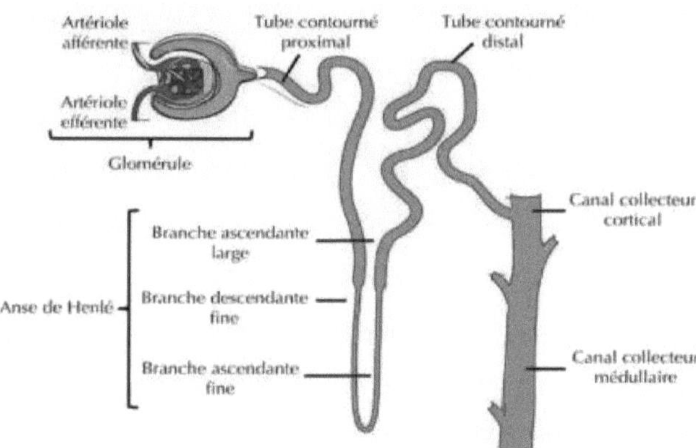

Figura 1: Diferentes partes do nefrónio (Servier Medical Art).

2.2. Funções do nefrónio

A homeostase do volume sanguíneo é uma função essencial do néfron, que controla a excreção de sódio e de água, assegurando assim um estado de equilíbrio entre a ingestão digestiva e a eliminação urinária.

2.2.1. Filtração glomerular

O fluxo filtrado pelos glomérulos representa 1/5 do fluxo plasmático renal, ou seja, aproximadamente 120 $mL.min^{-1}$.

A osmolaridade do ultrafiltrado glomerular e a sua concentração em electrólitos são idênticas às do plasma: 180 litros/24 h

contém 600 g de NaCl excretado, um nível elevado que sublinha a importância da função de reabsorção.

2.2.2. Reabsorção e secreção tubular

Este mecanismo de passagem ocorre quer passivamente por difusão osmótica (reabsorção de água), quer por transporte passivo de acordo com o gradiente eletroquímico (Cl^- ou ureia), quer por transporte ativo que requer energia (transporte de glicose) ***(figura 2)***.

A reabsorção envolve 99% da água filtrada e 99,5% do sódio filtrado. A maioria dos solutos é reabsorvida no túbulo contorcido proximal e na ansa de *HENLÉ*.

2.2.3. TCP: 65% de água, 65% de sódio e 65% de potássio ;

2.2.4. Anse de *HENLÉ*: 15% de água, 30% de sódio e 25% de potássio;

2.2.5. TCD e CC: ajustamento final da quantidade de sódio.

A reabsorção segmentar de $Ca^{(2+})$ e Mg^{2+} é comparável à do sódio, mas com ligeiras diferenças. A secreção tubular ocorre através de sistemas de transporte para ácidos e bases fracos, como a ureia, a creatinina e o ácido úrico ***(Figura 2)***.

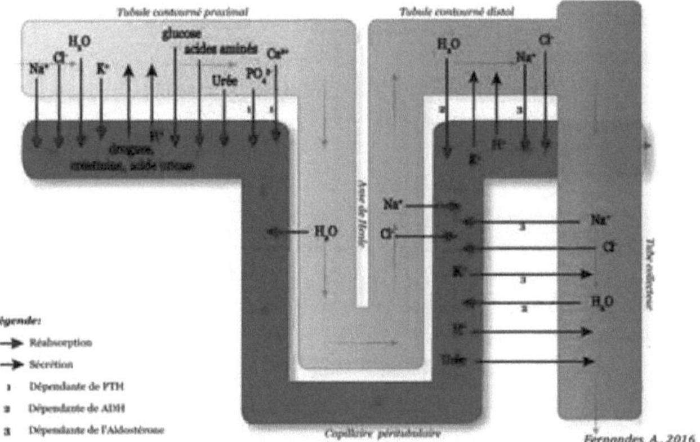

Figura 2. Principais substâncias reabsorvidas e secretadas (Fernandes A, 2016).

2.3. Mecanismos de regulação

2.3.1. Equilíbrio glomerulotubular

O equilíbrio que se estabelece entre a taxa de filtração e a reabsorção tubular mantém a excreção urinária estável; este **"equilíbrio glomerulotubular"** garante que, por cada diminuição da carga filtrada, há uma diminuição proporcional da quantidade reabsorvida.

2.3.2. Regulação hormonal

1. Sistema renina-angiotensina-aldosterona (RAAS)

A renina, secretada pelo aparelho justaglomerular em resposta às variações do volume sanguíneo, ativa o angiotensinogénio circulante de origem hepática por proteólise; a enzima de conversão transforma a angiotensina I libertada em angiotensina II ***(Figura 3)***.

$^{+++}$A angiotensina II exerce potentes efeitos vasoconstritores (através do seu recetor AT1) e estimula a secreção cortical suprarrenal de aldosterona, favorecendo a retenção de Na e a secreção de K e H :

— Hipovolémia ou queda da tensão arterial;

— O sistema nervoso simpático ;

- O aumento da concentração de NaCl na mácula densa (=*feedback* túbulo-glomerular).

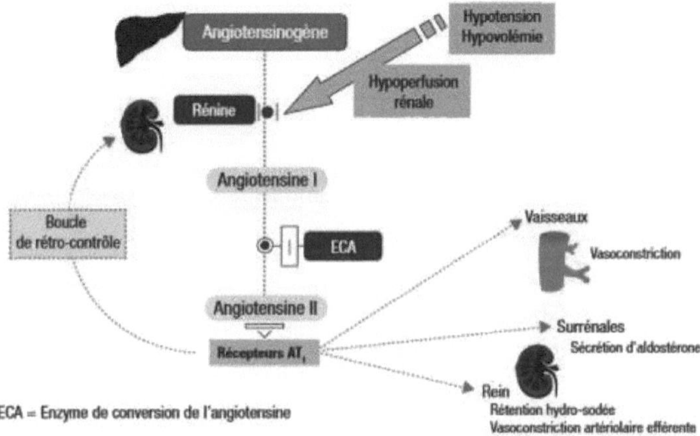

Figura 3. Fisiologia do sistema renina-angiotensina-aldosterona (Collège Universitaire des Enseignants de Néphrologie, 2010).

2. Hormona antidiurética (ADH): Arginina-vasopressina

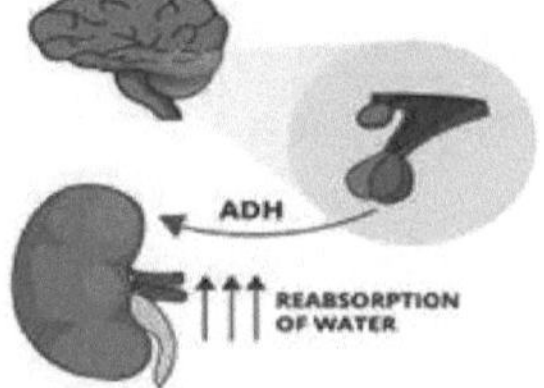

Figura 4. Fisiologia da hormona antidiurética (iStock, 2018).

A hormona antidiurética, ou vasopressina, é uma hormona produzida pelo hipotálamo e armazenada na glândula pituitária. Promove a reabsorção de água actuando sobre o TCD ***(Figura 4)***.

3. Prostaglandinas (PG)

O principal efeito dos PGs é modular a ação de certas hormonas na hemodinâmica renal ou no transporte tubular. Os PGs são produzidos principalmente pelas células do ducto coletor medular e pelas células intersticiais e, em menor grau, no córtex, pelas células arteriolares mesangiais e glomerulares. Alguns são :

- Vasodilatadores e hipotensores (prostaciclina) ;

- Outros têm um efeito vasoconstritor (tromboxano).

4. Sistema renina-calicreína renal

As cininas são vasodilatadoras e aumentam o fluxo sanguíneo renal, mas reduzem a resistência renal e não afectam a filtração glomerular. Os efeitos das cininas são potenciados pelos inibidores das enzimas de conversão, que impedem a sua degradação.

5. Factores natriuréticos atriais (ANF)

Estes péptidos são segregados pelos átrios e têm um efeito diurético e natriurético rápido, maciço e duradouro.

3. Principais grupos de diuréticos

3.1. Definição

Os diuréticos têm em comum a propriedade de aumentar a eliminação de sódio e água pelos rins. Fazem-no inibindo a reabsorção renal de sódio.

Esta capacidade dos diuréticos de anular o equilíbrio hidrossódico explica a razão pela qual são utilizados no tratamento dos estados redematosos, da hipertensão arterial e da insuficiência cardíaca.

3.2. Classificação dos diuréticos

3.2.1. Consoante o local de ação no nefrónio

Existem quatro classes de diuréticos, que se distinguem pelo seu local de ação.

1. Diuréticos proximais

®Trata-se de inibidores da anidrase carbónica *(Acetazolamida: DIAMOX)* e de substâncias osmóticas *(Manitol).* Não são utilizados no tratamento de síndromes edematosos de origem renal, nem no tratamento da hipertensão.

2. Diuréticos de ansa

®®®*Furosemida (LASILIX), Bumetanida (BURINEX), Piretanida (EURELIX)*; inibem a reabsorção de sódio no ramo ascendente da ansa de *HENLÉ.*

3. Diuréticos de tiazida

Estes são derivados da benzotiazida e, por conseguinte, são sulfonamidas: *Hidroclorotiazida ®(ESIDREX), Clortalidona ®(HYGROTON),*

®*Indapamida (FLUDEX).* Inibem a reabsorção de sódio na parte proximal do tubo distal, ao nível do segmento de diluição.

4. Diuréticos distais" diuréticos do tubo coletor cortical

®®®Estes incluem *a Amilorida (MODAMINE)* e os medicamentos anti-aldosterona *Espironolactona (ALDACTONE) e Eplerenona (INSPRA).* Estes medicamentos têm

++têm a capacidade se opor à troca Na/K. Inibem a reabsorção de sódio na parte terminal do túbulo contorcido distal e especialmente no túbulo coletor, e alguns são inibidores competitivos da aldosterona.

3.2.2. Em função do seu efeito sobre a kalémia

<ı **Diuréticos hipercalémicos**: incluem:
- Diuréticos osmóticos ;
- Inibidores da anidrase carbónica ;
- Diuréticos de ansa ;
- Diuréticos de tiazida.

€ **Diuréticos hipocalémicos**: incluem :
- Anti-aldosteronas ;

- Anti-aldosteronas relacionadas.

3.3. Modo de ação geral

3.3.1. Mecanismos de transporte de sódio

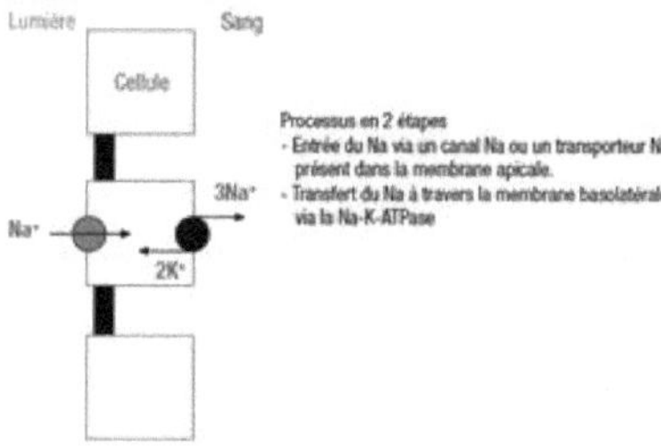

Figura 5. Mecanismos de reabsorção de sódio no túbulo renal (Collège Univer- sitaire des Enseignants de Néphrologie, 2018).

Todas as células transportadoras de sódio têm bombas dependentes de Na-K-ATPase na sua membrana basolateral. Estas bombas são essenciais para o transporte de sódio. As suas funções estão resumidas ***na Figura 5***.

Cada segmento do néfron tem um mecanismo único de entrada de sódio e a possibilidade de inibir especificamente este passo diferencia as diferentes classes de diuréticos ***(Figura 6)***. A maior parte do Na filtrado é reabsorvida no túbulo contorcido proximal (60-65%) e na alça de *HENLÉ* (20%).

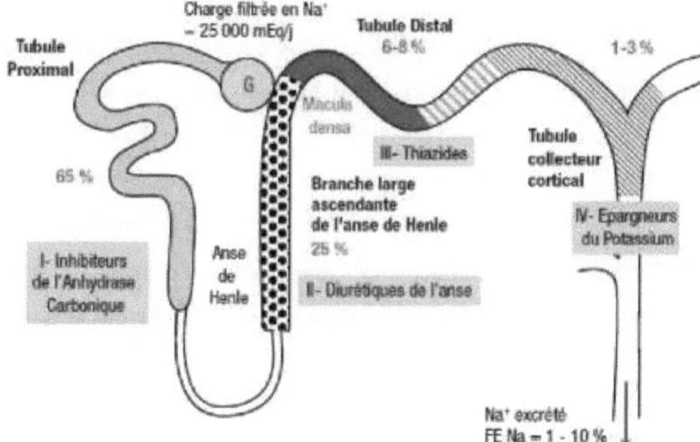

Figura 6. Local de ação dos diuréticos (Collège Universitaire des Enseignants de Néphrologie, 2018).

3.3.2. Mecanismo de ação dos diuréticos

Os diuréticos reduzem a tensão arterial essencialmente através da redução das reservas de sódio. Inicialmente, reduzem a pressão através da redução do volume sanguíneo e do débito cardíaco. Após 6-8 semanas, o débito cardíaco volta ao normal e a resistência vascular periférica diminui.

O sódio contribui para a resistência vascular, aumentando o tónus vasoconstritor arteriolar e a reatividade vascular sob a ação de substâncias vasoconstritoras endógenas, a angiotensina II e as catecolaminas. Esta hiper-reatividade pode ser secundária à sobrecarga de cálcio induzida pela sobrecarga crónica de sódio intracelular. Estes efeitos são anulados ou invertidos por diuréticos ou restrição de sódio.

Em doentes com insuficiência cardíaca, a capacidade dos rins para eliminar sódio está diminuída, resultando na retenção de líquidos que leva a um aumento da pressão de enchimento ventricular, resultando num aumento do trabalho cardíaco e numa redução da perfusão das camadas subendocárdicas, expondo o coração a edema pulmonar.

4. Diuréticos inibidores da anidrase carbónica

4.1. Uma chamada de atenção para a anidrase carbónica

[+]A anidrase carbónica é uma metaloproteína de zinco que catalisa a hidratação do CO2 no rim, de acordo com a seguinte reação na direção 1, controlando depois a produção de bicarbonatos HCO3$^-$ e de iões H ***(figura 7)***.

Au niveau du rein

$$CO_2 + H_2O \underset{2}{\overset{1}{\rightleftharpoons}} HO{-}C(=O){-}OH \underset{2}{\overset{1}{\rightleftharpoons}} HO{-}C(=O){-}O^- + H^+$$

Acide Carbonique — Bicarbonate

Au niveau du poumon

Figura 7. Reação de hidratação do CO2 com anidrase carbónica.

Está presente no túbulo renal, no corpo ciliar, nos plexos coroideus, no sistema nervoso central e no trato digestivo.

[+]A inibição da anidrase carbónica favorece a reação no sentido 2 e os inibidores têm um efeito diurético quando a inibição atinge 99% da atividade da enzima, o que reduz a concentração de HCO3$^-$ e de iões H. Esta inibição leva à eliminação urinária de bicarbonato e de potássio, que são eliminados em vez de protões (a urina torna-se altamente alcalina). A eliminação urinária de cloreto diminui à custa da eliminação de bicarbonato. A eliminação urinária de sódio aumenta moderadamente. A alcalinização da urina é acompanhada de acidificação do plasma por perda de bicarbonatos.

4.2. História de uma descoberta

As sulfonamidas diuréticas foram desenvolvidas quando os clínicos observaram efeitos diuréticos em doentes tratados com sulfonamidas antibacterianas (EUA, 1938). Em 1940, os investigadores provaram que *a sulfanilamida* actua como um inibidor da anidrase carbónica, que catalisa a reação reversível de hidratação do CO2 nos rins.

Os inibidores da anidrase carbónica são sulfonamidas heterocíclicas, caracterizadas por um grupo sulfonamida transportado por um heterociclo, geralmente azotado e sulfuroso. Os derivados deste grupo são mais frequentemente utilizados como agentes antiglaucomatosos, reduzindo a secreção de humor aquoso.

O quadro I apresenta os principais inibidores da anidrase carbónica existentes no mercado. ®®®®O líder desta série *Acetazolamida (DIAMOX)* utilizada por via sistémica, enquanto *a Dorzolamida (TRUSOPT), a Dorzolamida + Timolol (COSOPT)* e *a Brinzolamida (AZOPT)* são utilizadas apenas como colírios. No glaucoma, a sua eficácia é equivalente à de β-bloqueadores que actuam por um mecanismo diferente.

Tabela I. Principais inibidores da anidrase carbónica disponíveis no mercado

Molécula ICD	Nome comercial e Forma farmacêutica	Estrutura química e nome científico
Acétazolamide **Chef de file**	**DIAMOX®** Comprimés à 250 mg Injectable à 100 mg/mL	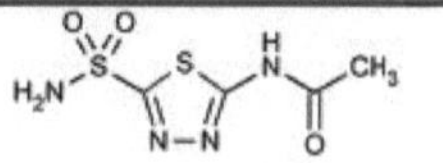 N-(5-Sulfamoyl-1,3,4-thiadiazol-2-yl) acétamide.
Dorzolamide	**TRUSOPT®** Collyre à 20 mg/mL	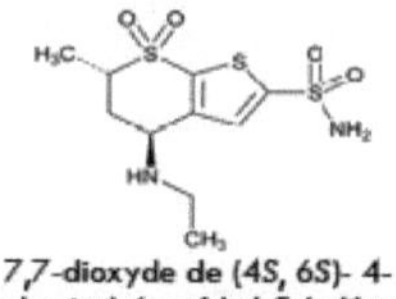 7,7-dioxyde de (4S, 6S)- 4-(éthylamino)-6- méthyl-5,6-dihydro-4H-thiéno [2,3b] thiopyrane-2-sulfonamide.

Tabela I. Principais inibidores da anidrase carbónica no mercado comercializados (continuação)

Molécula ICD	Nome comercial e Forma farmacêutica	Estrutura química e nome científico
Brinzolamide	**AZOPT®** Collyre à 10 mg/mL	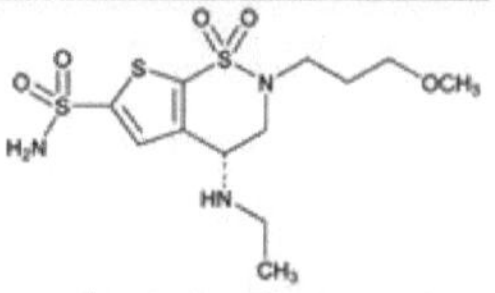 (R)-4-(Éthylamino)-3,4- dihydro-2-(3-méthoxypropyl)-2H-thiéno [3,2-e]-1,2-thiazine-6-sulfonamide 1,1-dioxide.

4.3. Estudo do parceiro principal

ACETAZOLAMIDA : DIAMOX®

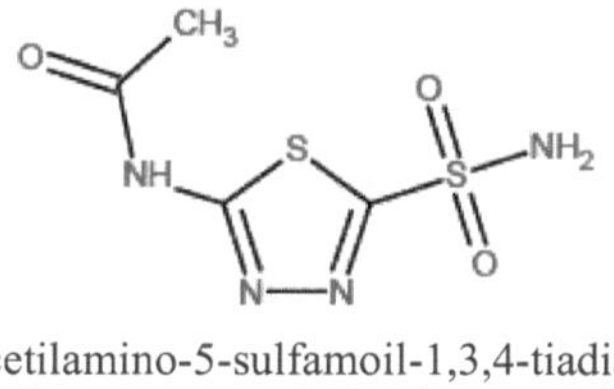

2-acetilamino-5-sulfamoil-1,3,4-tiadiazol

Figura 8. Estrutura química da acetazolamida.

4.3.1. Síntese química

A acetazolamida é sintetizada em três fases principais:

1. Síntese do produto intermédio 1: *2-Acetamido-5-mercaptotiadiazol*

A síntese do intermediário 1 denominado "*2-Acetamido-5-mercapto-tiadiazol*" a partir de tiossemicarbamida e sulfureto de carbono está ilustrada *na **Figura 9.***

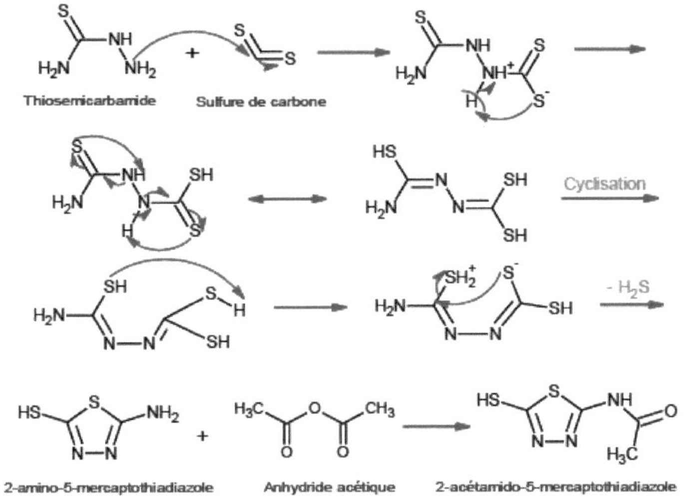

Figura 9. Síntese do intermediário 1.

2. Intermediário 1

A substância intermédia 1 é tratada com cloro frio em meio acético para obter o sulfo-cloreto correspondente, designado por substância intermédia 2 ***(Figura 10)***.

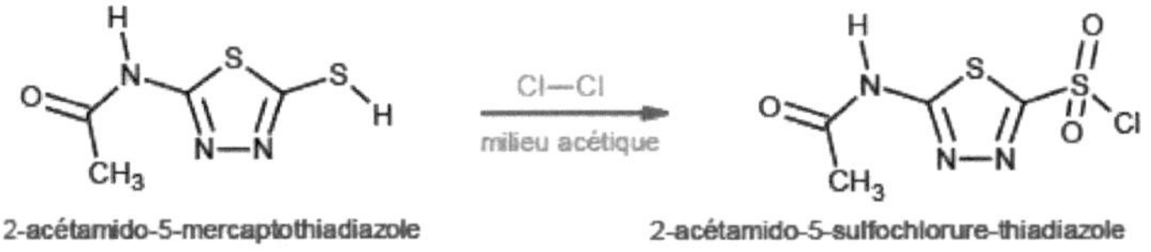

Figura 10. Cloração do produto intermédio 1.

3. Ação do amoníaco frio

O tratamento do intermediário 2 com amoníaco frio produz *acetazolamida* por uma reação de substituição nucleofílica ***(Figura 11)***.

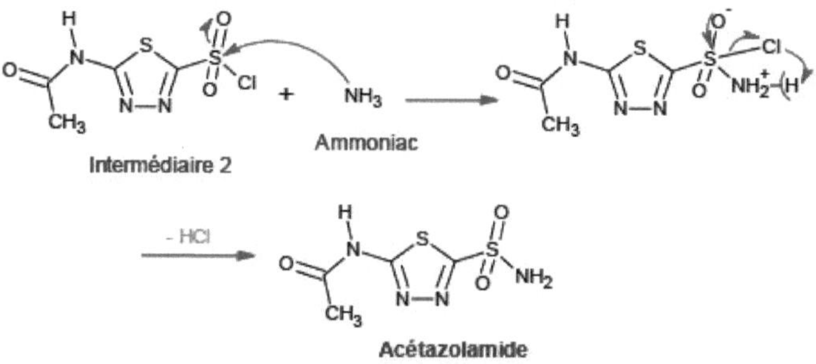

Acetazolamida

Figura 11. Ação do amoníaco para obtenção da acetazolamida.

4.3.2. Controlo analítico

1. **Propriedades físico-químicas**

A acetazolamida é um pó branco cristalino, moderadamente solúvel em água e moderadamente solúvel em etanol a 96%. Dissolve-se em soluções diluídas de hidróxidos alcalinos. *A acetazolamida* **é polimórfica.**

2. **Identificação**

— Absorção máxima no ultravioleta a 240 nm numa solução 0,01 M de NaOH.

— Espectrofotometria de infravermelhos comparada com o espetro da *substância química de referência (SQR) acetazolamida.*

— Identificação da função sulfonamida: formação de um precipitado azul-esverdeado por adição de 0,1 ml de solução diluída de NaOH e 0,1 ml de solução de CuSO4.

3. **Teste**

- Ensaio de substâncias relacionadas por cromatografia líquida
- Ensaio de sulfatos, perda por secagem e cinzas sulfúricas.

4. **Dosagem**

Titulação por potenciometria com solução etanólica de hidróxido de sódio 0,1 M.

4.3.3. Indicações

A acetazolamida é utilizada para fins terapêuticos em indicações específicas:

— Glaucoma crónico, porque reduz a secreção de humor aquoso;

- Edema cerebral e doença da montanha, pois reduz a formação de líquido cefalorraquidiano nos plexos coriónicos e melhora a ventilação pulmonar por diminuição do pH plasmático e aumento da sensibilidade dos quimiorreceptores à hipóxia;

— Certas epilepsias intratáveis, possivelmente devido à conservação dos iões Cl^-;

- Determinada hipercapnia promovendo a acidificação do plasma.

4.3.4. Contra-indicações

- Hipersensibilidade *à acetazolamida* ou *às* sulfonamidas

- Insuficiência hepática, renal ou suprarrenal grave
- História de cólica renal
- Primeiro trimestre de gravidez.

4.3.5. Efeitos indesejáveis

Para além dos riscos hido-electrolíticos, existem perturbações raras :

— Sangue: púrpura trombocitopénica ;

— Cutânea: vasculite necrotizante ;

— Central: sonolência, tonturas, agitação ou depressão;

— Digestivo: diarreia ;

- Pode ocorrer miopia temporária.

5. Diuréticos de ansa

5.1. História de uma descoberta

®®®Os diuréticos de alça são representados principalmente pela *furosemida (LASILIX)* e seus parentes: *a bumetanida (BURINEX)* e *a piretanida (EURÉLIX)* ***(quadro II)***. *A furosemida* foi descoberta na sequência dos trabalhos de W. SIEDEL et al. sobre os ácidos sulfamoilantranílicos em 1965. Posteriormente, verificou-se que os ácidos 3-amino-benzóicos isoméricos apresentavam o mesmo perfil diurético: trabalho de P.W.FEIT et al. na Dinamarca em 1971. Nesta série, a substituição do cloro na posição 4 por um grupo fenoxilo aumentou a atividade e conduziu utilização da *Bumetanida.* Um análogo estrutural, a *Piretanida,* resultante da substituição da butilamina na posição 3 por pirrolidina, foi proposto em 1976 por R. MUSCHAWECK do grupo Hoechst. *A azosemida*, outro diurético de ansa inventado em 1981, tem a função carboxilo da *furosemida* substituída por um anel tetrazol e o heterociclo ligado à função amino é um tiofeno ***(Figura 12).***

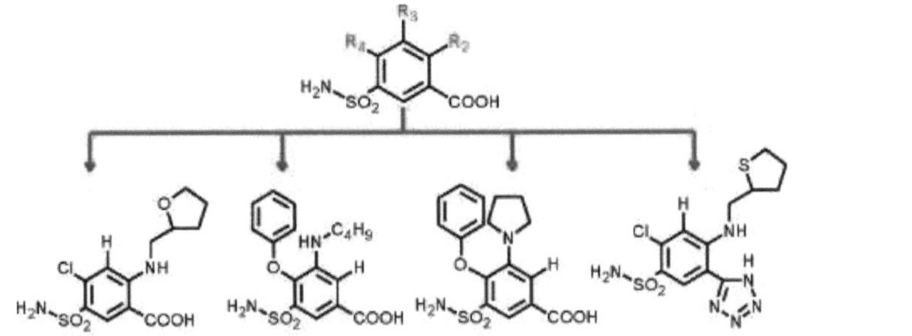

Furosémide Bumétanide Pirétanide Azosémide

Figura 12. Analogia estrutural dos diuréticos de ansa.

Trata-se de sulfonamidas salidiuréticas que actuam no ramo ascendente da ansa *de HENLÉ,* provocando uma excreção significativa de sódio, até 25-30% do sódio filtrado, o que explica a designação **"diuréticos de teto alto"**.

Inibem o co-transporte de Na+/K+-2Cl⁻ do tipo simpático, ligando-se provavelmente ao sítio do co-transportador de cloreto. Reduzem a reabsorção de sódio, potássio e cloreto, aumenta a eliminação urinária. Aumentam igualmente a eliminação urinária de cálcio e magnésio. A sua ação é rápida e de duração média: 6 a 8 horas após administração oral.

Devido à intensidade e rapidez dos seus efeitos, estão indicados no tratamento da insuficiência cardíaca, nomeadamente do edema pulmonar agudo. As preparações de libertação prolongada têm efeitos menos intensos e uma duração de ação mais longa. Podem ser utilizadas no tratamento da hipertensão arterial.

Os seus efeitos secundários são bastante semelhantes aos dos diuréticos tiazídicos, mas com um maior risco hiponatremia e desidratação.

Tabela II. Principais diuréticos de ansa.

Molécula ICD	Nome comercial e Forma farmacêutica	Estrutura química e nome científico
Furosémide Chef de file	**LASILIX®** Comprimés à 40 mg Gélules LP à 60 mg Injectable à 20 mg et 250 mg/mL	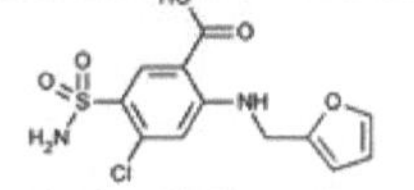 Acide 4-chloro-2-[(furan-2-ylméthyl) amino]-5-sulfamoylbenzoïque.
Bumétanide	**BURINEX®** Comprimés à 1 mg et 5mg Injectable à 2 mg/4mL	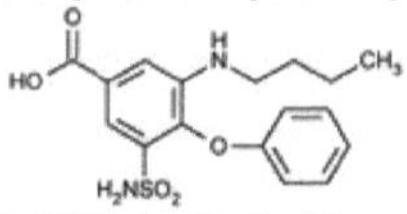 Acide 3-Butylamino-4-phénoxy-5-sulphamoyl-benzoïque.
Pirétanide	**EURÉLIX®** Gélules LP à 6 mg	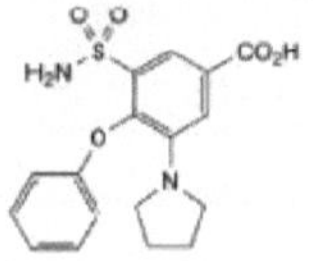 Acide 4-phénoxy-3-(pyrrolidin-1-yl)-5-sulfamoylbenzoïque.

5.2. Relação estrutura-atividade

- Necessidade de um grupo ácido: se a função amina estiver localizada na posição 2 (furfurilamina, *no* caso da *furosemida*), o grupo carboxilo pode ser substituído por um grupo sulfónico ou tetrazol. Por outro lado, se a amina estiver localizada na posição 3 (butilamina *no* caso da *Bumetanida)*, o carbono 1 deve conter um grupo carboxilo.

- Variabilidade da função amina: ao contrário da função amina fixada em 2, a fixada em 3 pode variar (butilamina, pirrolidina) sem afetar o nível de atividade.

- Natureza dos substituintes ligados a 5 e 6: não parece ser muito decisiva na famacomodulação da atividade diurética ***(Figura 12)***.

5.3. Mecanismo de ação

A entrada de NaCl filtrado nas células do segmento ascendente da alça de *HENLÉ* é mediada por um co-transportador Na-K-2Cl localizado na membrana apical da célula. A energia para esta transferência é fornecida pelo gradiente eletroquímico favorável de sódio (baixa concentração intracelular e eletronegatividade da célula).

Os diuréticos de ansa inibem diretamente a reabsorção de Na, K e Cl, competindo com o local do co-transportador de Cl. Desta forma, permitem a excreção de 20-25% do Na filtrado.

Têm também um efeito significativo na eliminação de cálcio e magnésio (a inibição da reabsorção de NaCl leva à inibição da reabsorção de cálcio e magnésio). Esta ação é muito útil no tratamento agudo da hipercalcemia, ao contrário das tiazidas, que têm o efeito contrário, reduzindo a excreção urinária de cálcio (***Figura 13).***

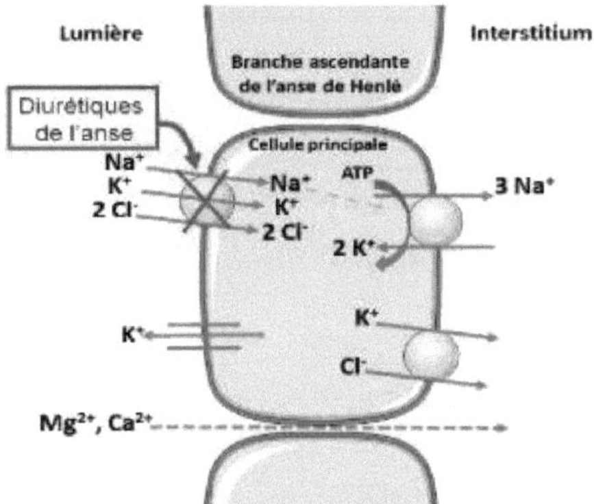

Figura 13. Mecanismo de ação dos diuréticos de ansa (Collège National de Pharmacologie Médicale, 2018).

Início e duração de ação curtos :

— Via IV: demora cerca de 5 minutos, efeito máximo em 15 a 30 minutos, semi-vida de eliminação média de 1 hora e duração do efeito de 3 horas;

— Por via oral: atraso de aproximadamente 30 minutos, efeito máximo em 1 hora, semi-vida de eliminação média de 50 minutos e duração do efeito de 7 horas.

O seu efeito salidiurético é proporcional às doses administradas e persiste nos casos insuficiência renal.

5.4. Estudo do parceiro principal

FUROSEMIDA : LASILIX®

Acide 4-chloro-2-[(furan-2-ylméthyl)amino]-5-sulfamoylbenzoïque

Ácido 4-cloro-2-[(furano-2-ilmetil)amino]-5-sulfamoilbenzóico

Figura 14. Estrutura química da furosemida.

5.4.1. Síntese química

A furosemida é sintetizada em três fases principais:

1. **Síntese do intermediário 1**

A síntese da substância intermédia 1, denominada *"ácido 2,4-dicloro-5-sulfo-clorobenzóico"*, por ação da cloridrina sulfúrica sobre o ácido 2,4-diclorobenzóico, está ilustrada *na **figura 15***.

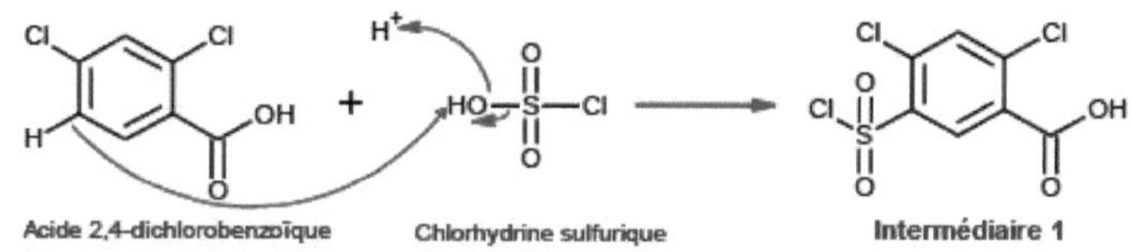

Acide 2,4-dichlorobenzoïque　Chlorhydrine sulfurique　Intermédiaire 1

Figura 15. Síntese do intermediário 1.

2. **Tratamento do produto intermédio 1 com amoníaco**

O intermediário 1 é tratado com amoníaco frio produzir o intermediário 2 através de uma reação de substituição nucleofílica ***(Figura 16)***.

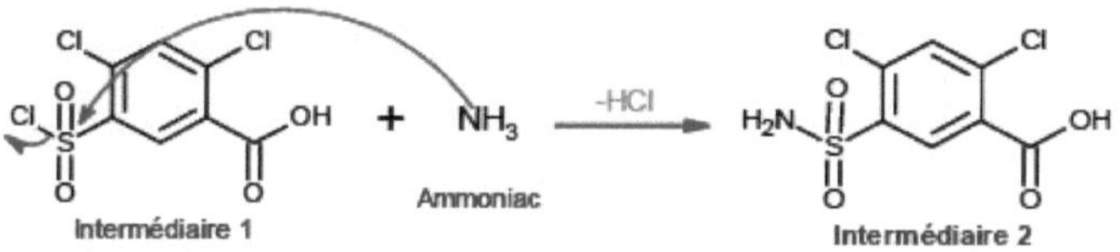

Intermédiaire 1　Ammoniac　Intermédiaire 2

Figura 16. Síntese do produto intermédio 2.

3. **Condensação do intermediário 2 com aminometil furano**

A condensação do intermediário 2 com o aminometil furano produz a *furosemida* ***(Figura 17)***.

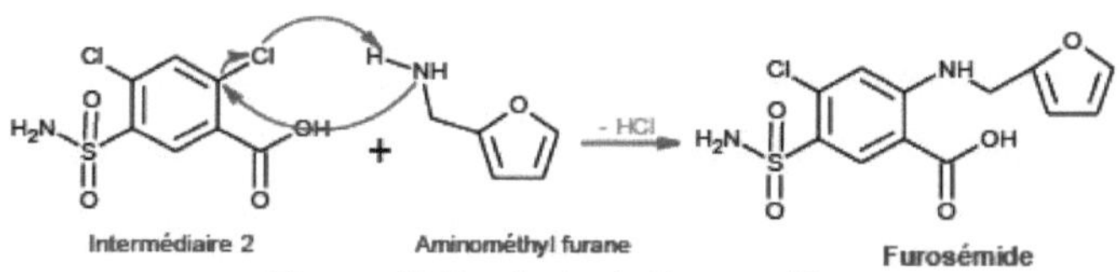

Intermédiaire 2　Aminométhyl furane　Furosémide

Figura 17. Produção de Furosemida.

5.4.2. Controlo analítico

1. **Propriedades físico-químicas**

A furosemida é um pó branco cristalino, insolúvel em água, solúvel em acetona, razoavelmente solúvel em etanol a 96% e praticamente insolúvel em cloreto de metileno. Dissolve-se em soluções diluídas de hidróxidos alcalinos.

A furosemida **é polimórfica.**

2. **Identificação**

— Máximos de absorção no ultravioleta a 228 nm, 270 nm e 333 nm numa solução de NaOH a 4 g/L.

— Espectrofotometria de infravermelhos comparada com o espetro *da Furosemida SCR*.

— *A furosemida* desenvolve uma coloração vermelho-violeta com a adição HCl diluído a quente, NaOH 1 M e 1 mL de nitrito de sódio 5 g/L. Após repouso, adicionam-se 2 mL de ácido sulfâmico 25 g/L e 1 mL de dicloridrato de naftiletilenodiamina 5 g/L.

3. **Teste**

- Ensaio de substâncias relacionadas por cromatografia líquida

- Teste de cloretos, sulfatos, perda por secagem e cinzas sulfúricas.

4. **Dosagem**

Titulação por potenciometria com uma solução de hidróxido de sódio 0,1M.

5.4.3. Indicações

- Edema de origem cardíaca ou renal
- Edema de origem hepática, mais frequentemente em associação com um diurético poupador de potássio
- Hipercalcémia.
- Hipertensão arterial em doentes com insuficiência renal crónica, se contra-indicada por diuréticos tiazidas (creatinina inferior a 30 ml/min)

5.4.4. Contra-indicações

— Hipersensibilidade às sulfonamidas

— Insuficiência renal aguda funcional

— Encefalopatia hepática

— Hipovolémia

— Desidratação

— Hipocaliémia e hiponatrémia graves.

5.4.5. Efeitos indesejáveis

— Diminuição da calémia, possivelmente associada a cãibras

— Pode ocorrer desidratação nos idosos

— Aumento da glucose no sangue ou "uricemia

— Hipotensão ortostática

— Em doses elevadas: diminuição dos níveis sanguíneos de sódio (hiponatremia) e risco de problemas comportamentais

— Raramente: erupção cutânea, fotossensibilização e contagem sanguínea anormal.

5.4.6. Propriedades da Furosemida

A furosemida pode ser distinguida de outros diuréticos por :

— Início de ação rápido: a diurese é máxima uma hora após a ingestão e meia hora após a injeção do produto;

— Diurese muito elevada (x10) ;

— Um pequeno aumento da dose conduz a um aumento significativo da diurese;

— Via de administração : oral, intramuscular e intravenosa.

6. Diuréticos de tiazida

6.1. História de uma descoberta

®®®Os diuréticos tiazídicos são representados principalmente pela *hidroclorotiazida*

(ESIDREX), o mais prescrito e utilizado, e pelos seus parentes: *a indapamida (FLUDEX) e a ciclétanina (TENSTATEN)* ***(quadro III).*** A clorotiazida é o protótipo das tiazidas e foi descoberta por F.C. Novello e J.M. Sprague em 1957 durante um estudo sistemático das sulfonamidas inibidoras da anidrase carbónica. Caracteriza-se, nomeadamente, pela presença de um de halogéneo no ponto 6 e de um grupo sulfonamida no ponto 7. As modificações estruturais efectuadas no topo da série incidiram principalmente na saturação da dupla ligação 3,4 para dar acesso às 3,4-dihidrobenzotiadiazinas, principalmente *à hidroclorotiazida*, que é a mais utilizada para fins terapêuticos ***(figura 18).***

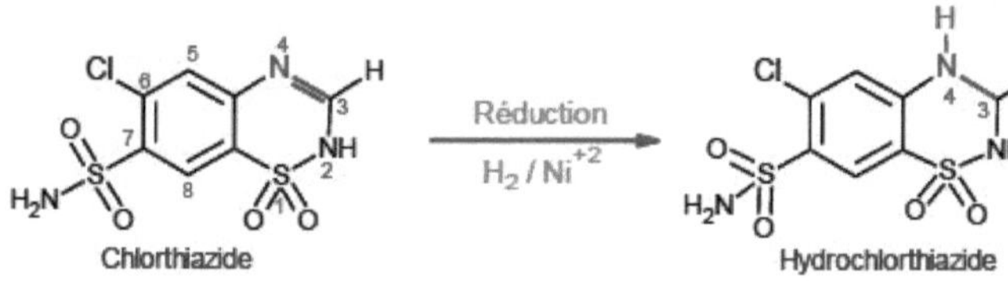

Figura 18. Saturação da clorotiazida para produzir hidroclorotiazida.

$^{+}$Os diuréticos tiazídicos actuam ao nível do segmento de diluição (segmento proximal da TCD), inibindo o cotransporte Cl^-/Na. Aumentam a diurese (menos potente que os diuréticos de ansa), a excreção de sódio (natriuréticos) e a excreção de potássio (caliuréticos). Por conseguinte, induzem a contração dos volumes extracelulares, o que pode levar à desidratação extracelular, à insuficiência renal funcional e à hipotensão arterial ortostática. Aumentam o risco hipocaliémia e hiponatrémia. Aumentam a eliminação urinária de magnésio, mas reduzem a de cálcio, o que diminui o risco de fracturas nos idosos.

O seu efeito diurético é menos rápido, menos potente, mais gradual e mais prolongado do que o dos diuréticos de ansa e o seu efeito máximo é limitado, qualquer que seja a dose. A sua principal indicação hipertensão essencial com função renal preservada. São inactivos nos doentes com insuficiência renal.

A Indapamida e *a Ciclétanina* têm pouca atividade diurética, mas um efeito vasodilatador definido. São indicados apenas no tratamento da , onde o seu efeito direto sobre as fibras lisas vasculares supera o seu efeito diurético.

Os seus efeitos adversos incluem hipocaliemia, hiperuricemia, hipomagnesemia, hiperglicemia, hipercolesterolemia, agravamento da insuficiência renal e a possibilidade de hiponatrémia nos idosos. Em casos excepcionais, foram notificadas erupções cutâneas e leucopenia.

Tabela III. Principais diuréticos tiazídicos.

Molécula ICD	Nome comercial e Forma farmacêutica	Estrutura química e nome científico
Hydrochlorothiazide Chef de file	**ESIDREX®** Comprimés à 25 mg	6-Chloro-3,4-dihydro-2H-1,2,4 benzothiadiazine -7-sulfonamide 1,1-dioxide.
Indapamide	**FLUDEX®** Comprimés à 2 mg et 5 mg	4-Chloro-N-(2-méthyl-1-indolinyl)-3-sulfamoyl benzamide.
Ciclétanine	**TENSTATEN®** Gélules à 50 mg	1,3-dihydro-6-méthyl-7-hydroxy-3(4-chlorophényl) furo (3,4-d) pyridine.

6.2. Mecanismo de ação

No túbulo distal, a entrada de sódio filtrado na célula é mediada por um cotransportador de NaCl localizado na membrana apical.

Os diuréticos tiazídicos inibem diretamente a reabsorção de NaCl através da competição com o local de Cl do co-transportador. Estimulam indiretamente a reabsorção de cálcio (aumento da reabsorção tubular proximal paralelo ao do Na). O seu efeito é fraco; permitem a excreção de 5 a 10% do sódio filtrado.

O seu efeito diurético e a relação dose-resposta são menos significativos do que os diuréticos de ansa. O seu início e duração de ação são mais longos do que os diuréticos de ansa e são ineficazes em casos de insuficiência renal ***(Figura 19).***

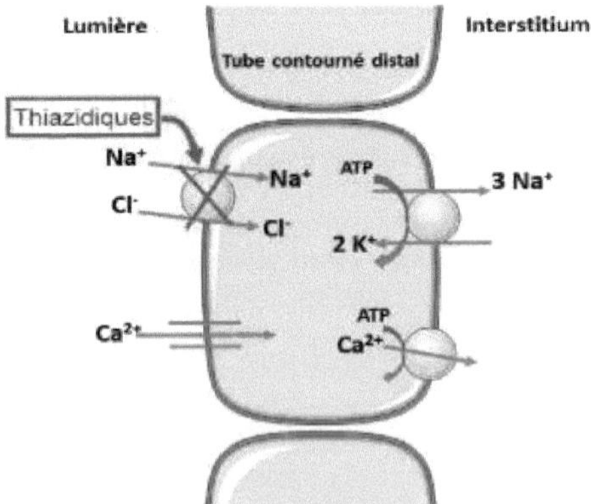

Figura 19. Mecanismo de ação dos diuréticos tiazídicos (Collège National de Pharmacologie Médicale, 2018).

6.3. Estudo do parceiro principal

HIDROCLORTIAZIDA : ESIDREX®

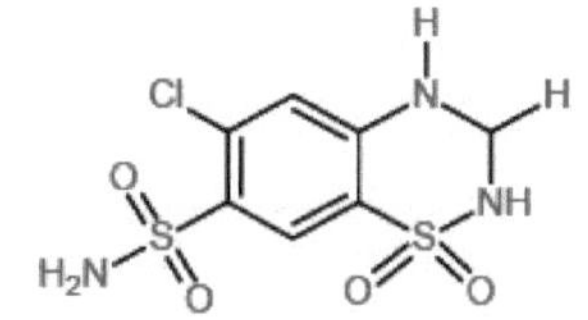

6-Chloro-3,4-dihydro-1,2,4-benzothiadiazine-7-sulfonamide-1,1-dioxi

6-Cloro-3,4-di-hidro-1,2,4-benzotiadiazina-7-sulfonamida-1,1-dioxi

Figure 20. Estrutura química da hidroclorotiazida.

20.3.1. Síntese química

A hidroclorotiazida é sintetizada por ação do ácido fórmico sobre a salamida (aminoclorobenzeno-dissulfonamida); o intermediário 1 obtido é desidratado para dar *clorotiazida*, que sofre hidrogenação catalítica ***(figura 21)***.

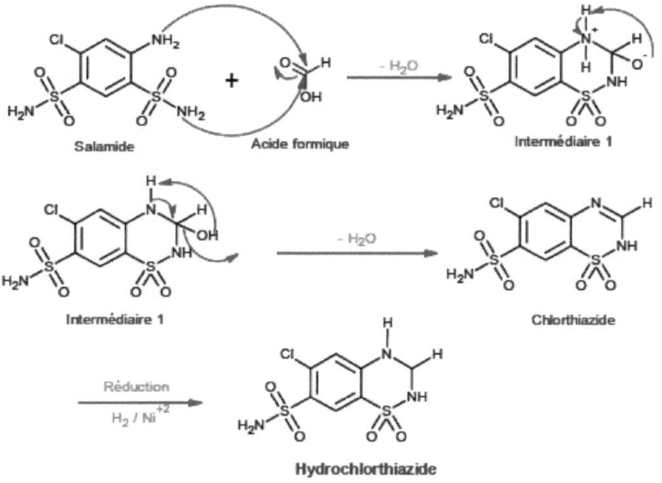

Figura 21. Síntese da Hidroclorotiazida a partir da Salamida.

6.3.2. Controlo analítico

1. Propriedades físico-químicas

A hidroclorotiazida é um pó branco cristalino, muito pouco solúvel em água, solúvel em acetona e razoavelmente solúvel em etanol a 96%. Dissolve-se em soluções diluídas de hidróxidos alcalinos. *A hidroclorotiazida* **é polimórfica.**

2. Identificação

- Máximos de absorção no ultravioleta a 273 nm e 323 nm numa solução 0,1 M de NaOH.
- Espectrofotometria de infravermelhos comparada com o espetro da Hidroclorotiazida SCR.
- Cromatografia em camada fina por dissolução em acetona e comparação com o controlo que contém Hidroclorotiazida SCR.
- A hidroclorotiazida desenvolve uma cor violeta quando se adiciona 0,5 g/L de sódio do

ácido cromotrópico a uma mistura arrefecida de 35 volumes de água e 65 volumes de ácido sulfúrico.

3. **Teste**

- Ensaio HPLC de substâncias relacionadas
- Testes de acidez ou alcalinidade, cloretos, perda por secagem e cinzas sulfúricas.

4. **Dosagem**

Por cromatografia líquida, como indicado no ensaio para substâncias relacionadas.

6.3.3. Indicações

- Edema de origem cardíaca ou renal.
- Edema de origem hepática, mais frequentemente em associação com um diurético poupador de potássio.
- Tensão arterial elevada.

6.3.4. Contra-indicações

- Hipersensibilidade às sulfonamidas
- Insuficiência renal grave
- Edema gestacional
- Hipertensão induzida pela gravidez
- Hipersensibilidade ou intolerância ao glúten
- Encefalopatia hepática.

7. Diuréticos poupadores de potássio

7.1. Geral

Os diuréticos poupadores de potássio pertencem a duas séries químicas:

®- Os diuréticos esteróides são antagonistas da aldosterona, conhecidos como antialdosteronas: *espironolactona (ALDACTONE)* e *Canrenato de canrenato de potássio*

®*(SOLUDACTONA);*

®®- Diuréticos não esteróides ou antagonistas fisiológicos da aldosterona cujo local de ação é independente da aldosterona: *Amilorida (MODAMINE)* e *Triamtereno (CYCLOTERIAM)* ***(Quadro IV).***

São designados diuréticos distais porque actuam na parte distal do nefrónio. Aumentam a eliminação urinária de sódio e reduzem a de potássio.

Devido à sua estrutura química, que é semelhante à das hormonas esteróides, as antialdosteronas podem provocar efeitos secundários endócrinos, como impotência e ginecomastia nos homens, e perturbações menstruais e amenorreia nas mulheres. Estão indicadas no tratamento do hiperaldosteronismo primário ou do hiperaldosteronismo secundário à cirrose, à síndrome nefrótica ou à insuficiência cardíaca, bem como no tratamento da hipertensão arterial essencial.

Os medicamentos antialdosterona relacionados (*Amilorida* e *Triamtereno)* são diuréticos hipercalémicos que podem ser utilizados em combinação com um diurético tiazídico hipocalémico para reduzir o risco de hipocaliemia. Reduzem também as perdas urinárias de cálcio.

Tabela IV. Principais diuréticos distais.

Molécula ICD	Nome comercial e Forma farmacêutica	Estrutura química e nome científico
Spironolactone	**ALDACTONE®** Comprimés à 50 mg et 75 mg	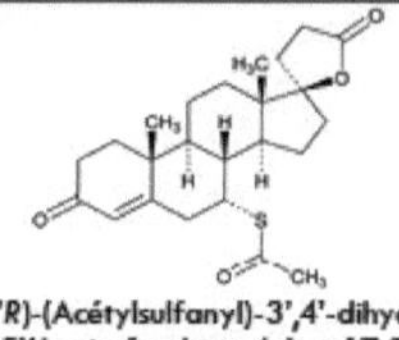 (2'*R*)-(Acétylsulfanyl)-3',4'-dihydro -5'*H*-spiro[androst-4-ène-17,2'-furane] -3,5'-dione.
Canrénoate de potassium	**SOLUDACTON®** Injectable à 50 mg/mL	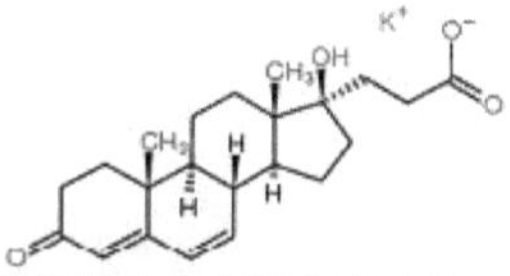 3-[(14-hydroxy-2,15-diméthyl-5-oxo-tétracyclo] heptadéca-6,8-dièn-14-yl] propanoate de potassium.
Amiloride	**MODAMIDE®** Comprimés à 5 mg	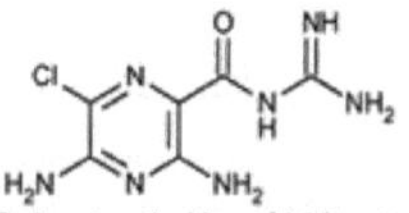 3,5-diamino-6-chloro-*N*-(diamino-méthylidène) pyrazine-2-carboxamide.
Triamtérène	**CYCLOTERIA®** Comprimés à 150 mg	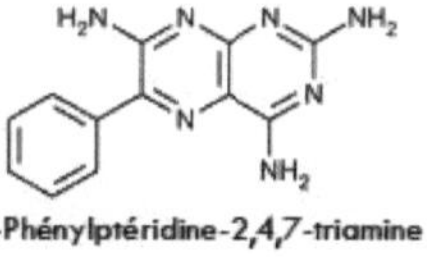 6-Phénylptéridine-2,4,7-triamine

7.2. Mecanismo de ação

Actuam ao nível da célula principal do tubo coletor cortical. A entrada de sódio filtrado nestas células é mediada pela presença de um canal epitelial de sódio (ENaC) na membrana apical. A energia é fornecida pelo gradiente favorável de Na. O Na reabsorvido é então excretado da célula por uma bomba dependente de Na-K-ATPase na membrana basolateral. A aldosterona aumenta o número de canais de sódio e de bombas dependentes de Na-K-ATPase.

- Os antagonistas fisiológicos da aldosterona (*Amilorida* e *Triamtereno)* bloqueiam diretamente o canal de sódio epitelial.

- Antialdosteronas (*espironolactona* e *potássio)* opõem-se à ação da aldosterona, competindo com o recetor mineralocorticóide intracitosólico.

O efeito natriurético destas substâncias é fraco, resultando na excreção de 1 a 3% do sódio filtrado. São principalmente utilizadas em combinação com tiazidas para prevenir a fuga urinária de potássio ***(Figura 22).***

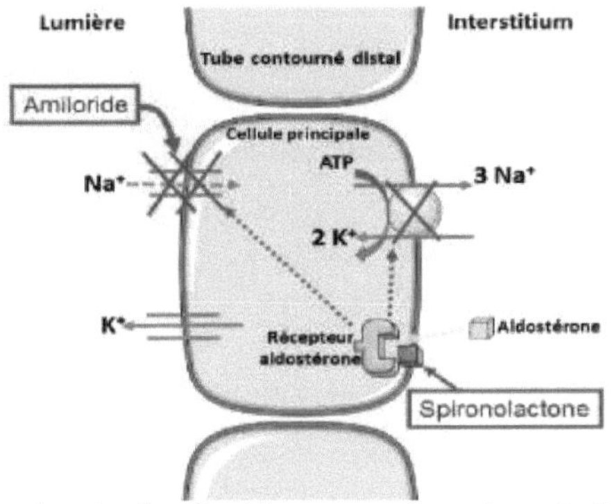

Figura 22. Mecanismo de ação dos diuréticos poupadores de potássio (Collège National de Pharmacologie Médicale, 2018).

7.3. Estudo do parceiro principal

AMILORIDA : MODAMIDA®

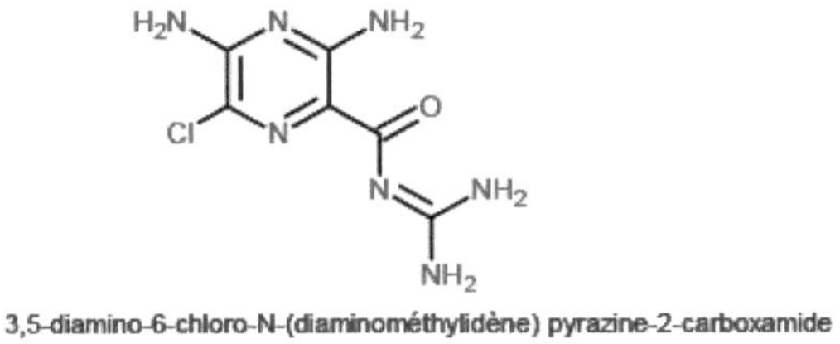

3,5-diamino-6-chloro-N-(diaminométhylidène) pyrazine-2-carboxamide

3,5-diamino-6-cloro-N-(diaminometilideno) pirazina-2-carboxamida

Figura 23. Estrutura química da amilorida.

7.3.1. Síntese química

O intermediário 1 é o intermediário-chave formado pelo 3-amino-5,6-dicloropirazina-2-etilcarboxilato. A aminólise leva à deslocação do cloro ativado pelo grupo carboxilato em para, dando origem ao intermediário 2, que é convertido *em amilorida* por aquecimento na presença de cloridrato de guanidina ***(figura 24).***

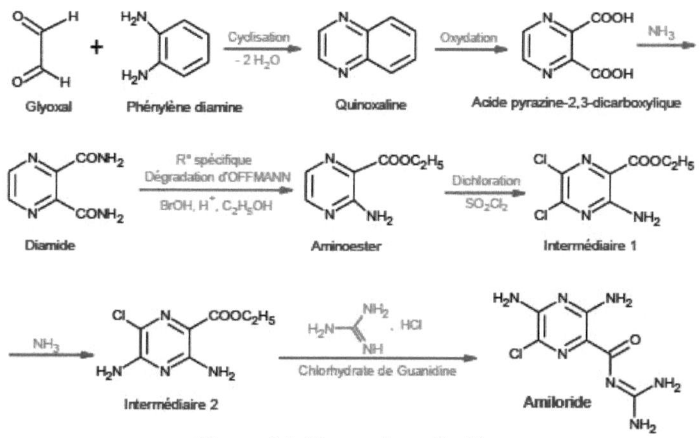

Figura 24. Síntese da amilorida.

7.3.2. Controlo analítico

1. **Propriedades físico-químicas**

A amilorida é um pó amarelo-pálido ou amarelo-esverdeado, pouco solúvel em água e em etanol anidro e praticamente insolúvel em heptano.

2. **Identificação**

- Espectrofotometria de infravermelhos comparada com o espetro *da Amilorida SCR.*
- Cromatografia em camada fina por dissolução em metanol e comparação com o controlo que contém *Amiloride SCR.*
- *A amilorida* desenvolve uma coloração amarelo-esverdeada com a adição de 10 mL de solução de cetrimida 200 g/L, 0,25 mL de NaOH diluído e 1 mL de água de bromo. A adição de 2 mL de HCl diluído provoca uma mudança de cor amarela escura e a solução fluoresce a azul na luz ultravioleta a 365 nm.

3. **Teste**

- Ensaio de substâncias afins por cromatografia líquida - Ensaio de ácido livre, cloretos, teor de água e cinzas sulfúricas.

4. **Dosagem**

Titulação por potenciometria com solução de hidróxido de sódio 0,1 M.

7.3.3. Indicações

- Edema cardíaco
- Ascite e edema nos cirróticos
- Hipertensão
- Adjuvante para prevenir a depleção de potássio em doentes a receber tiazidas ou outros diuréticos anti-hipertensivos para tratamento prolongado.

7.3.4. Contra-indicações

- Hipersensibilidade à *amilorida*

- Hipercalemia superior a 5,5 mmol/L
- Insuficiência renal grave
- Galactosemia congénita
- Síndrome de má absorção de glucose ou galactose
- Deficiência de lactase.

8. Conclusão

Os diuréticos são agentes farmacológicos destinados a aumentar a excreção renal de sódio e, consequentemente, de água. Existem três classes de diuréticos: *os diuréticos de ansa, os diuréticos tiazídicos* e *os diuréticos poupadores de potássio.* Os critérios de escolha de um diurético baseiam-se em :

J **Ação sobre a calemia**

J **Calendário e duração da ação**

- De ação rápida (1 h) e de ação curta (6 h): *Furosemida*
- Início de ação menos rápido (3-12 h): *Amilorida*
- Ação retardada (3 dias) mas prolongada: *Espironolactona*

L **O poder de ação**

- Ação potente mesmo em casos de insuficiência renal: Furosemida
- Ação moderada, ineficaz em casos de insuficiência renal: Tiazidas
- Ação natriurética fraca mas hipercalémica em casos de insuficiência renal: antialdosteronas relacionadas.

L **O risco acidentes**

- Estas dependem do tipo de diurético: hipocaliémia e hipercaliémia.
- As que dependem da potência da ação: hiponatremia, desidratação, hiperuricemia, etc.

9. Referências

1. LE BEAUT G. Os Diuréticos. **In**: BRION JD, BUXERAUD J, CASTEL J et al. *Médicaments du Système Cardio-Vasculaire*, Paris: Tec & Doc, 1992, p. 3-104. (Traité de Chimie Thérapeutique, Volume 3).
2. KIRKIACHARIAN, Serge. Medicamentos para o sistema cardiovascular. **In**: *Guide de Chimie Médicinale et Médicaments*, Paris: Tec & Doc, 2010, p. 269-279.
3. KIRKIACHARIAN, Serge e PIERI, François. Diuréticos. **In**: *Pharmacologie et Thérapeutique.* 2th ed. Paris: Ellipses, 1992, p. 211224.
4. TAOUFIK, Jamal. Medicamentos do Sistema Cardio-Vascular. **In**: *Précis de Chimie Thérapeutique*, Rabat: MEDIKA, 2007, p. 245-256.
5. MOULIN Bruno e PERALDI Marie-Noêlle. Elementos de fisiologia renal. **In** : *Néphrologie.* 8ème éd **[Em linha].** Paris : Ellipses, 2018, p. 09-19. Disponível em : > ≤ http://cuen.fr/manuel/IMG/pdf/01 -nephro logie8e-editionchap1.pdf (Acedido em 11/12/2019).

6. MOULIN Bruno e PERALDI Marie-Noêlle. Diuréticos. **In** : *Néphrologie.* 8ème éd **[En ligne].** Paris : Ellipses, 2018, p. 61-69. <>editionchap4.pd Disponível em: http://cuen.fr/manuel/IMG/pdf/04-nephrologie-8e- (Acedido em 11/12/2019).

7. Colégio de Professores de Cardiologia e Doenças Vasculares. Item 176 : Prescrição e controlo dos diuréticos. [Em linha]. Université Médicale Virtuelle Francophone, Support de cours, 20112012, 10 p. <>Disponível em: http://campus.cerimes.fr/cardiologieet etmaladiesvasculaires/enseignement/cardio176/site/htm l/cours.pdf (Acedido em 13/12/2019).

8. LECHAT, Philippe. *Farmacologia.* **[Em linha].** Paris: Université Pierre et Marie Curie, Service de pharmacologie, Niveau DCEM1, 2006, 349 p. Disponível em : > ≤ http://www.chups.jussieu.fr/polys/pharmaco/ poly/Pharmaco.pdf (Acedido em 10/12/2019).

9. Direção Europeia da Qualidade dos Medicamentos e Cuidados de Saúde. Monografia sobre a acetazolamida. **In**: *Farmacopeia Europeia.* 9th ed. França: EDQM, 2018, p. 1751-1752.

10. Direção Europeia da Qualidade dos Medicamentos e Cuidados de Saúde. Monografia do produto Furosemida. **In**: *European Pharmacopoeia.* 9th ed. França: EDQM, 2018, p. 2768-2770.

11. Direção Europeia da Qualidade dos Medicamentos e Cuidados de Saúde. Monografia do produto Hidroclortiazida. In : *Farmacopeia*
9th ed. França: EDQM, 2018, p. 2888-2890.

12. Direção Europeia da Qualidade dos Medicamentos e Cuidados de Saúde. Monografia sobre a amilorida. **In**: *Farmacopeia Europeia.* 9th ed. França: EDQM, 2018, p. 1840-1842.

Capítulo 2

Medicamentos beta-bloqueadores

1. Introdução

Os bloqueadores beta são inibidores competitivos mas reversíveis dos efeitos das catecolaminas nos receptores beta-adrenérgicos. Esta inibição é atribuível a uma relação química com a adrenalina e a noradrenalina e consiste num bloqueio específico dos receptores para estas aminas.

O objetivo do tratamento com beta-bloqueadores é proteger o coração e todo o sistema nervoso vascular das descargas de catecolaminas associadas ao stress ou ao esforço físico. A hipertensão arterial e a insuficiência coronária são as principais indicações.

2. Lembrete fisiológico

Os receptores beta-adrenérgicos β1 e β2 são receptores transmembranares de sete passagens acoplados à adenilil ciclase por uma proteína G. A estimulação destes receptores induz a formação de AMP cíclico a partir de ATP, um segundo mensageiro que ativa a proteína quinase A, que fosforila várias proteínas, o que explica a diversidade de efeitos.

Os receptores β1 estão preferencialmente presentes no coração, nos rins e no tecido adiposo, enquanto os receptores β2 são predominantes nos ***sistemas*** vascular e brônquico ***(Figura 1).***

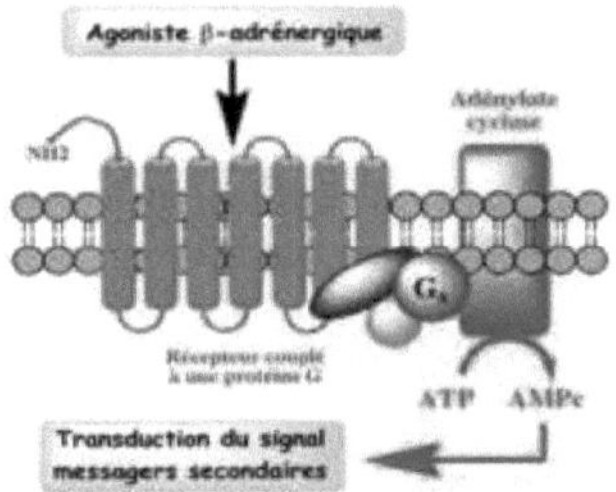

Figura 1: Recetor β-adrenérgico *(E. Jaspard, 2011).*

Para compreender as consequências da inibição dos receptores β, é necessário conhecer os efeitos da sua estimulação.

1. A estimulação dos receptores β1 pós-sinápticos leva a ***(Figura 2)****:*

— Efeitos inotrópicos, cronotrópicos, dromotrópicos e batmotrópicos cardíacos positivos com aumento do débito cardíaco e das necessidades de oxigénio;

— Aumento da secreção de renina;

- Um aumento da lipólise (estimula a lipase dos triglicéridos).

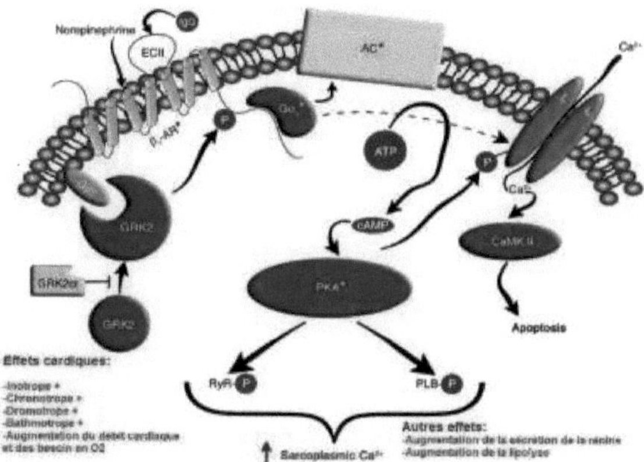

Figura 2. Estimulação do recetor e1-adrenérgico (Neil J. Freedman e Robert J. Lefkowitz, 2004).

2. A estimulação dos receptores β2 pós-sinápticos conduz a ***(Figura 3)*** *:*

— Relaxamento das fibras lisas dos vasos, dos brônquios e do útero (vasodilatação, broncodilatação e relaxamento uterino);

— Efeitos metabólicos (aumento da glicogenólise hepática e muscular) ;

— Efeitos inotrópicos e cronotrópicos positivos indiscutíveis, mas inferiores aos resultantes da estimulação dos receptores β1;

— $^{++}$Redução da calemia por estimulação da bomba Na /K.

3. A estimulação dos receptores β2 pré-sinápticos aumenta a libertação de noradrenalina ***(Figura 3)***.

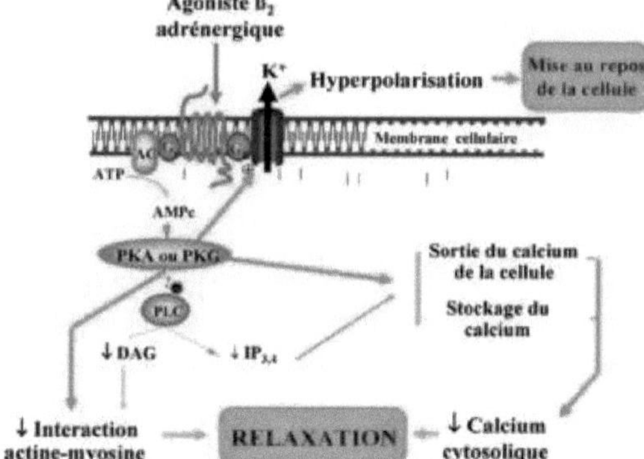

Figura 3: Estimulação do recetor e2-adrenérgico (Pierre-Olivier Girodet, 2016).

A inibição destes receptores reduz ou elimina os efeitos da estimulação pelas catecolaminas endógenas. Quanto maior for a estimulação endógena, maior será o efeito. A inibição dos efeitos β pode melhorar determinados sintomas e agravar outros, consoante o estado do doente.

3. História da descoberta

A descoberta dos β-bloqueadores resulta das observações efectuadas por POWELL e

SLATER em 1958 sobre a inibição dos efeitos da *isoprenalina* no coração e nos vasos por um análogo desta substância, a *dicloro-isoprenalina* ***(figura 4)***

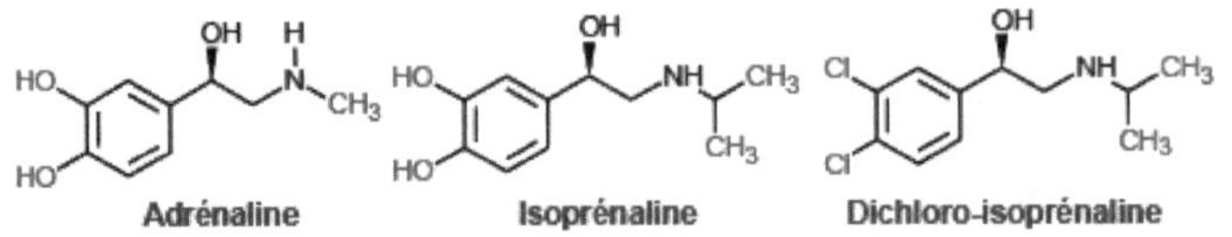

Adrénaline Isoprénaline Dichloro-isoprénaline

Figura 4: Estrutura química da adrenalina, isoprenalina e dicloroisoprenalina.

A isoprenalina foi escolhida como o composto principal para a síntese de antagonistas β, uma vez que é selectiva para os receptores β.

O objetivo era modificar *a isoprenalina* para a tornar um antagonista. Os hidroxilos fenólicos, importantes para a atividade agonista, foram substituídos por outros substituintes, como o cloro, e a molécula resultante é um agonista parcial (atividade agonista enfraquecida em comparação com a *isoprenalina*) ***(Figura 5).***

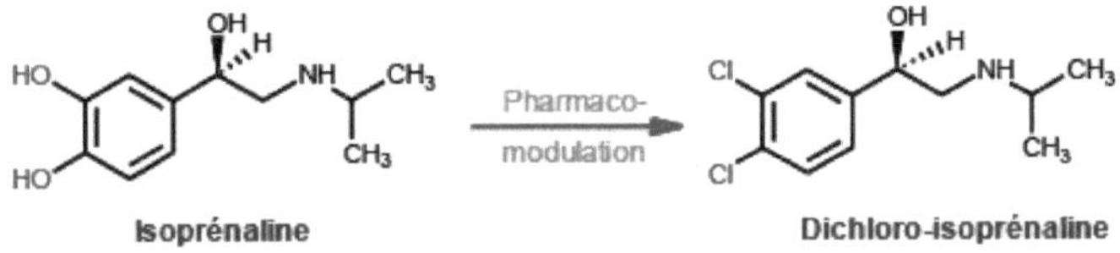

Isoprénaline Pharmaco-modulation Dichloro-isoprénaline

Figura 5. Farmacomodulação da isoprenalina.

Para eliminar a atividade agonista parcial e transformar o agonista num antagonista, foi utilizada uma estratégia clássica da química farmacêutica, nomeadamente a adição de um anel aromático extra (interação hidrofóbica mais extensa). A molécula resultante *foi o Pronetalol*, que continuava a ser um agonista parcial, mas que se tornou o primeiro β-bloqueador a ser utilizado ***(Figura 6)***.

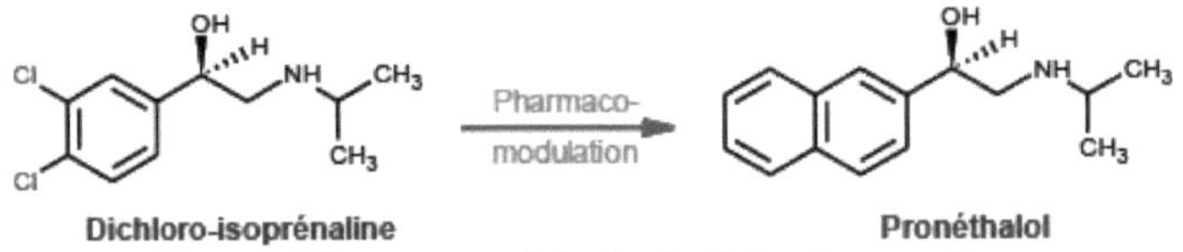

Dichloro-isoprénaline Pharmaco-modulation Pronéthalol

Figura 6. Farmacomodulação da dicloroisoprenalina.

A investigação prosseguiu e foi examinada uma extensão da cadeia que liga o anel aromático à amina, resultando no *Propranolol*, que é um antagonista puro e era 10 a 20 vezes mais ativo do que o *Pronetalol* ***(Figura 7).***

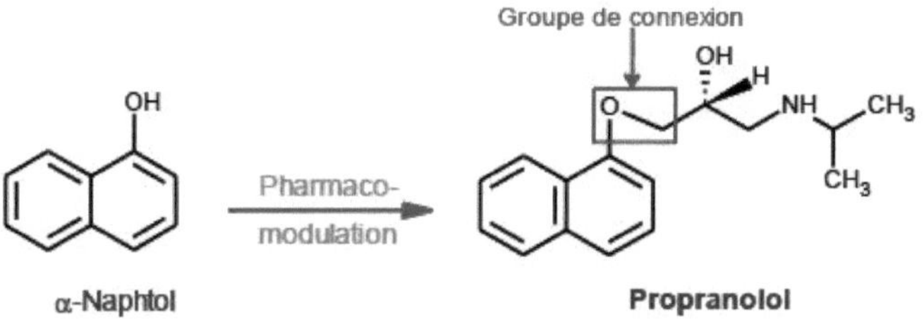

Groupe de connexion

OH

Pharmaco-
modulation

α-Naphtol

Propranolol

Figura 7. Produção de Propranolol.

A história dos β-bloqueadores começou em 1964 com os estudos de BLACK sobre o *propranolol*, seguidos da introdução desta molécula na terapêutica. Inicialmente proposto para o tratamento da angina, *o Propranolol* demonstrou uma potente atividade anti-hipertensiva nos ensaios clínicos. Em consequência, os β-bloqueadores foram promovidos à categoria de tratamento de primeira linha da hipertensão arterial.

Com base no modelo *do propranolol*, foram preparados e estudados numerosos análogos estruturais, e cerca de trinta são comercializados nos países ocidentais. Além disso, a evidência de um efeito sobre a pressão intraocular conduziu ao desenvolvimento vários colírios anti-glaucoma que desempenham atualmente um papel de primeiro plano na terapêutica oftálmica.

4. Classificação dos β-bloqueadores

4.1. Classificação por estrutura química

Existem dois tipos de estruturas com uma distribuição muito desigual:

4.1.1. Ariletanolaminas

As mais diretamente relacionadas com a adrenalina, mas as menos numerosas, têm apenas alguns representantes, incluindo um composto com uma ação mista de bloqueio a- e β, *o Labetalol.* A DCI das moléculas pertencentes a esta classe termina com o sufixo *(alol)* ***(Figura 8, Quadro I).***

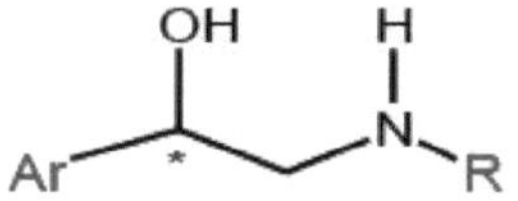

Figura 8. Estrutura química dos β-bloqueadores de ariletanolamina.

Tabela I. Principais β-bloqueadores da ariletanolamina.

Molécula ICD	Nome comercial e Forma farmacêutica	Estrutura química e nome científico
Sotalol	**SOTALEX®** Comprimés à 80 mg	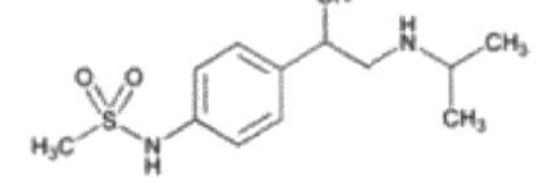 *N*-[4-[(1*RS*)-1-hydroxy-2-[(1-méthyl éthyl) amino]éthyl] phényl] Méthane sulfonamide.
Labétalol	**TRANDATE®** Comprimés à 200 mg	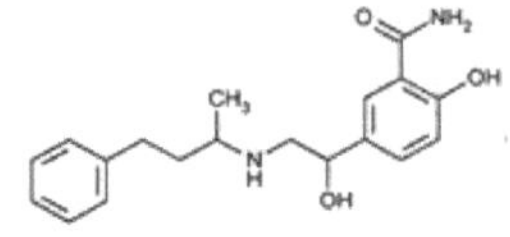 2-hydroxy-5-[1-hydroxy -2-[(1-méthyl-3-phénylpropyl) amino] éthyl] benzamide.

4.1.2. Ariloxipropanolaminas

São análogos dos anteriores, com um resíduo de oximetileno inserido entre o grupo arilo e a cadeia de etanolamina. São as que têm o maior número de representantes. A DCI das moléculas desta classe termina com o sufixo *(olol)* ***(Figura 9, Quadro II).***

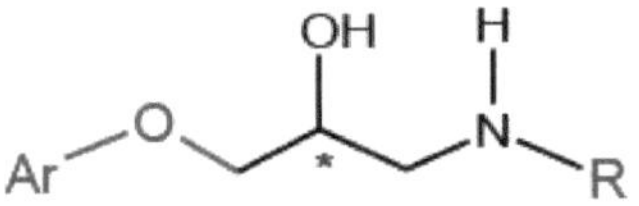

Figura 9. Estrutura química dos β-bloqueadores ariloxipropanolamina.

O anel ***Ar*** é um anel de benzeno mono ou polissubstituído, ou um heterociclo simples ou condensado.

Na grande maioria dos casos, o radical ***R*** é um grupo isopropílico ou terc-butílico; esta caraterística estrutural é decisiva para a ligação aos receptores β-adrenérgicos.

Ambas as séries contêm um carbono assimétrico, mas a maioria dos produtos comerciais são racémicos.

Tabela II. Principais β-bloqueadores ariloxipropanolamina.

Molécula ICD	Nome comercial e Forma farmacêutica	Estrutura química e nome científico

Acébutolol	**SECTRAL®** Comprimés à 200 mg	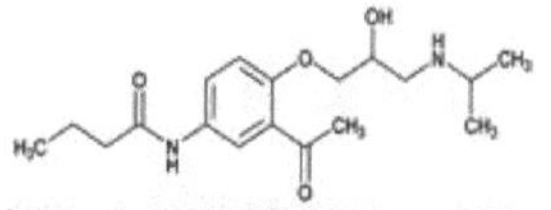 *N*-[3-acétyl-4-[(2*RS*)-2-hydroxy-3-[(1-méthyl éthyl)amino]-propoxy] phényl] butanamide.
Aténolol	**TÉNORMINE®** Comprimés à 50 mg et 100 mg	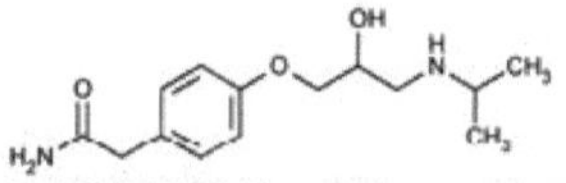 2-[4-[(2*RS*)-2-Hydroxy-3-[(propan-2-yl) amino] propoxy]-phényl] acétamide.

Tabela II. Principais β-bloqueadores ariloxipropanolamina.

Molécula ICD	Nome comercial e Forma farmacêutica	Estrutura química e nome científico
Métoprolol	**LOPRESSOR®** Comprimés LP à 200mg	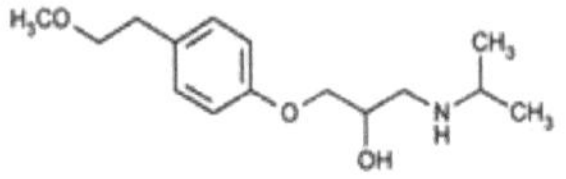 (2RS)-1-[4-(2-méthoxyéthyl)phénoxy] - 3-[(1-méthyléthyl) amino] propan-2-ol
Bétaxolol	**BÉTOPTIC®** Collyre à 0,5 %	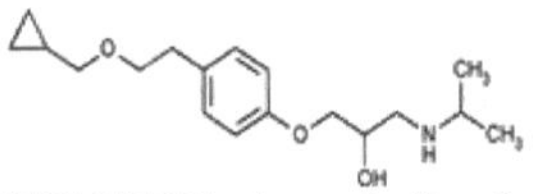 (2RS)-1-[4-[2-(cyclopropyl méthoxy)-éthyl]phénoxy]-3-[(1-méthyléthyl) amino] propan-2-ol.
Bisoprolol	**DÉTENTIEL®** Comprimés à 10 mg	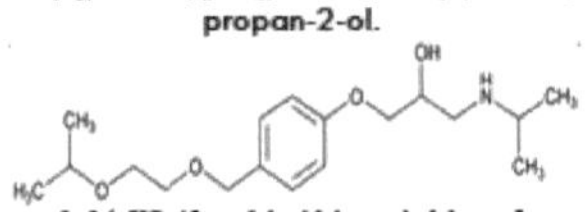 1-[4-[[2-(1-méthyléthoxy) éthoxy] méthyl] phénoxy]-3-[(1-méthyléthyl) amino]propan-2-ol.
Propranolol	**AVLOCARDYL®** Comprimés à 40 mg	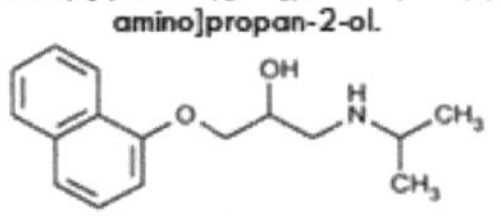 (2RS)-1-[(1-méthyléthyl) amino]-3-(naphtalèn-1-yloxy)propan-2-ol.
Timolol	**TIMACOR®** Comprimés à 10 mg	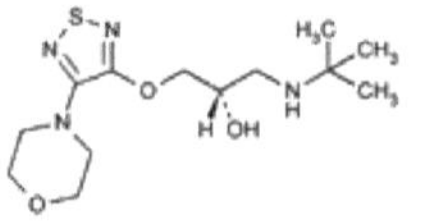 (1,1-diméthyléthyl)amino]-3-[4-(morpholin-4-yl)-1,2,5-thiadiazol-3-yl]oxy]propan-2-ol.
Cartéolol	**CARTÉOL®** Collyre à 2 %	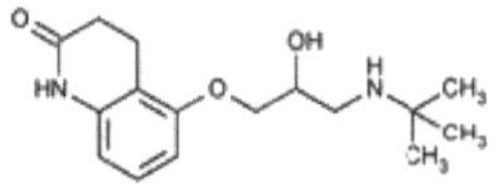 5-[3-[(1,1-diméthyléthyl)amino]-2-hydroxy-propoxy]-3,4-dihydro quinolein-2-one.

4.2. **Classificação de acordo com as propriedades farmacológico**

Os β-bloqueadores são classificados de acordo com três propriedades farmacológicas principais *(Quadro III):*

4.2.1. Atividade simpaticomimética intrínseca (ISA)

Alguns β-bloqueadores utilizados terapeuticamente têm também um efeito paradoxal β-estimulante ou agonista parcial. A presença desta atividade poderia ser um fator de limitação relativa da potência β-bloqueadora, principalmente em repouso, sem efeito sobre o efeito anti-hipertensivo.

4.2.2. Seletividade cardiovascular

Os β-bloqueadores são classificados de acordo com a sua inibição mais ou menos selectiva dos receptores β1 e β2. Alguns β-bloqueadores inibem tanto os receptores β1 como os β2, enquanto outros inibem apenas os receptores β1. Estes últimos são considerados cardio-selectivos, não causando efeitos adversos nos brônquios ou vasos periféricos, mas esta seletividade desaparece com o aumento da dose.

4.2.3. Efeito estabilizador da membrana (MSE)

Inibe a troca iónica transmembranar, resultando numa ação anestésica local e em efeitos miocárdicos semelhantes aos da quinidina, reduzindo o automatismo, a condução e a força de contração do miocárdio.

Este efeito pode ser benéfico, aumentando o efeito anti-arrítmico, mas também pode facilitar o aparecimento de insuficiência cardíaca.

Tabela III. Classificação dos β-bloqueadores de acordo com as propriedades farmacológicas propriedades farmacológicas.

β-bloqueadores cardio-selectivos			β-bloqueadores não cardio-selectivos			
Com UPS	Sem UPS		Com UPS		Sem UPS	
Com ESM	Com ESM	Sem ESM	Com ESM	Sem ESM	Com ESM	Sem ESM
Acebutolol		Atenolol	Alprenolol		Propranolol	Sotalol
Metoprolol	Betaxolol	Bisoprolol	Oxprenolol	Pindolol	Butofilolol	Timolol
		Esmolol				Nadalol

5. de acesso

5.1. Síntese das ariloxipropanolaminas

O método geral consiste em fazer reagir a epicloridrina (2-clorometiloxirano) com um composto fenólico na presença de uma base. O intermediário obtido é o epóxido, que conduz ao aminoálcool racémico por reação com uma amina apropriada ***(figura 10).***

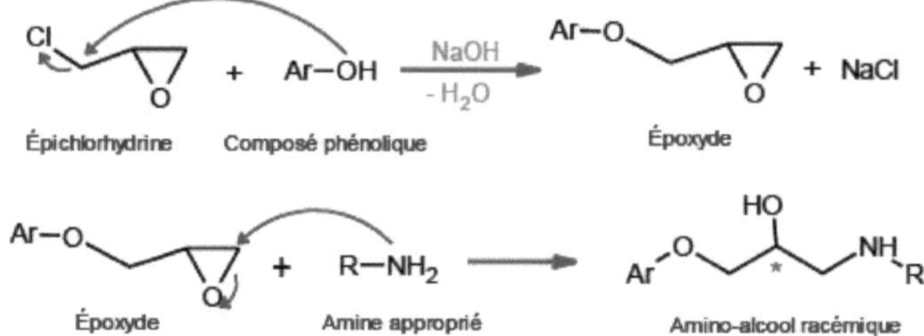

Figura 10. Síntese das ariloxipropanolaminas.

A Aplicação à síntese do Propranolol

O propranolol é um β-aminoálcool pertencente à família das fenoxipropanolaminas.

O a-naftol reage com um excesso de epicloridrina de glicerol na presença de hidróxido de sódio, o intermediário obtido reage com isopropilamina para dar *propranolol* na forma de uma base.

A base de *propranolol* é convertida num sal de cloridrato na presença de ácido clorídrico e propan-1-ol *(Figura 11)*.

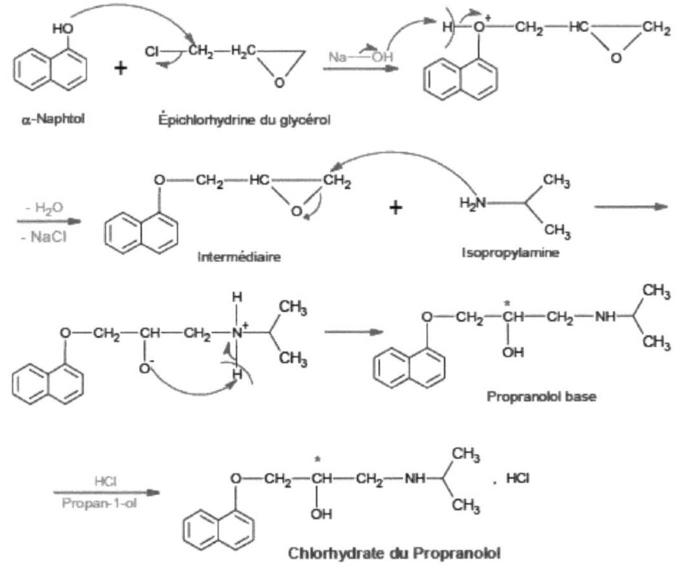

Figura 11. Síntese do Propranolol.

5.2. Síntese das feniletanolaminas

A via de acesso a esta estrutura é semelhante à dos derivados da adrenalina.

A Aplicação à síntese do Labetalol

A 5-bromoacetilsalicilamida é condensada com N-benzil-N-(1-metil-3-fenilpropil)amina na presença de butanona em refluxo para produzir N-(1-metil-3-fenilpropil)glicil salicilamida, que é depois reduzida com H2/Pt em etanol para produzir *Labetalol* ***(Figura 12)***.

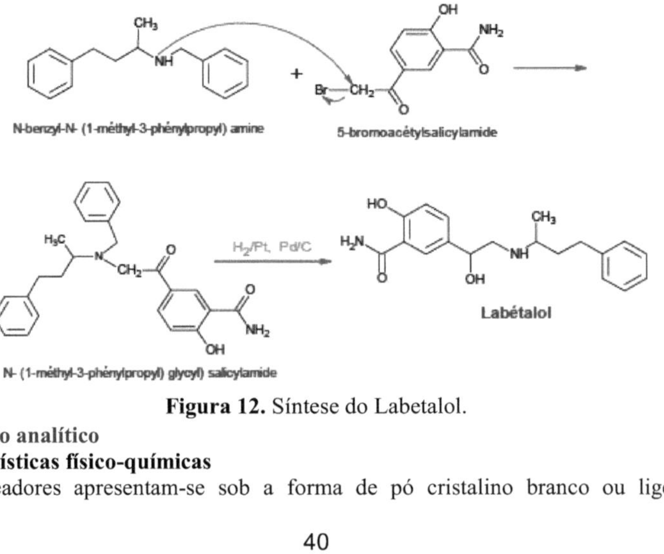

Figura 12. Síntese do Labetalol.

6. Controlo analítico

6.1. Caraterísticas físico-químicas

Os β-bloqueadores apresentam-se sob a forma de pó cristalino branco ou ligeiramente colorido.

As bases são praticamente insolúveis em água, moderadamente solúveis em metanol e etanol e muito moderadamente solúveis em diclorometano. Dissolvem-se em soluções diluídas de ácidos minerais.

Os sais minerais ou orgânicos são bastante solúveis em água; no caso *do Sotalol*, o cloridrato é muito solúvel.

Os mais lipofílicos *são o Propranolol, o Alprenolol* e *o Oxprenolol.* Os mais hidrofílicos *são o Sotalol*, o *Atenolol, o Nadolol* e *o Practolol.*

6.2. **Identificação**

- Espectrometria de infravermelhos: comparação com SCR
- Espectrometria no ultravioleta: determinação dos máximos de absorção
- Identificação do anião para compostos na forma de sal: cloridrato, sulfato, maleato e tartarato.
- Cromatografia em camada fina sobre gel de sílica e revelação UV a 254 nm e/ou por vapores de iodo.
- Verificação do ponto de fusão.

6.3. **Testes**

- Pesquisa de substâncias relacionadas por HPLC
- Determinação da absorvância específica nos máximos de UV - Determinação do poder rotatório específico
- Investigação sobre metais pesados.

6.4. **Dosagem**

Utilizando protometria não aquosa, os compostos são dissolvidos em ácido acético glacial e titulados com ácido perclórico 0,1N. O ponto final da titulação é determinado potenciometricamente.

7. **Mecanismo de ação molecular**

O mecanismo molecular da resposta β-adrenérgica envolve o AMP cíclico (AMPc), conhecido como segundo mensageiro, que provém da transformação do ATP sob a ação da enzima membranar adenilato ciclase.

A ativação desta enzima depende dos receptores β_1-adrenérgicos, mas também de outros receptores de membrana sensíveis ao glucagon e à histamina.

Os β-bloqueadores adrenérgicos reduzem a síntese de AMPc.

Nas células do miocárdio, o cálcio entra através dos canais de cálcio, cuja abertura é regulada pela concentração intracelular de AMPc. A redução da síntese deste mensageiro intracelular leva a uma redução da chegada do cálcio às proteínas contrácteis do miocárdio ***(Figura 13).***

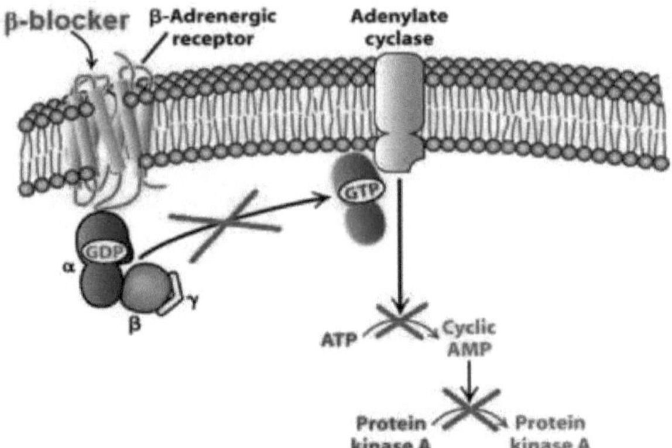

Figura 13. Mecanismo de ação molecular dos β-bloqueadores (W.H. Freeman, 2012).

8. Propriedades farmacológicas

8.1. Inibição β-adrenérgica

Esta é a principal propriedade, provocando uma abolição do tónus simpático nos órgãos em causa; esta ação é reversível e varia de intensidade consoante o composto utilizado e o doente.

A distribuição dos principais receptores adrenérgicos é esquematizada da seguinte forma:

- Órgãos: Creur: βι

Navios: α e β2

Brônquios: β2

Rim: β1

Gil: a e βι

Aparelho digestivo: β2

Útero: β2

Pâncreas: β2

- Células: Efeitos metabólicos

Glicogenólise: β1 e β2

Lipólise: β1 e β2

Linfócitos: β2

Sabemos agora que a situação não é tão simples como isso e que ambos os tipos de receptores β coexistem num determinado órgão, embora um seja predominante.

O objetivo é conseguir uma cardio-seletividade, que consiste no bloqueio preferencial dos receptores β1 do miocárdio, respeitando os receptores β2, limitando assim os efeitos adversos brônquicos, vasculares e metabólicos. Esta seletividade relativa desaparece por vezes quando a dose é aumentada.

8.2. Ação simpaticomimética intrínseca

Em alguns compostos, coexiste, em maior ou menor grau, com o efeito β-adrenérgico predominante. Esta ação agonista parcial paradoxal sobre os receptores β-adrenérgicos permite a manutenção permanente de um tónus artificial misto. Em certa medida, o ASI pode ter um efeito protetor na condução atrioventricular.

8.3. Efeito estabilizador da membrana

Também conhecida como "quinidina", só aparece em doses farmacológicas elevadas.

8.4. Efeito no sistema renina-angiotensina

Todos os β-bloqueadores reduzem a libertação de renina em maior ou menor grau.

8.5. Efeitos metabólicos

A glicogenólise hepática é reduzida ou suprimida. A secreção de insulina, que está sujeita tanto à tonicidade inibitória α-adrenérgica como à tonicidade activadora β-adrenérgica, é pouco alterada.

A lipólise é inibida, levando a um aumento dos níveis de triglicéridos no plasma; o colesterol total permanece inalterado.

8.6. Outros efeitos

- Diminuição da pressão intraocular devido à redução da produção de humor aquoso e à redução da resistência ao seu escoamento

- Alguns β-bloqueadores a agregação plaquetária, mas este efeito não parece estar relacionado com a ação β-adrenolítica.

- A atividade competitiva dos α-bloqueadores pode coexistir em certos compostos, como *o Labetalol,* que reduz imediatamente a resistência periférica, mas a sua utilização pode levar hipotensão ortostática.

9. Relação estrutura-atividade

9.1. Local de ligação do recetor adrenérgico

O conhecimento do local de ligação dos receptores adrenérgicos baseia-se em estudos de modelização molecular. A partir destes estudos, foi demonstrado que três hélices transmembranares (TM3, TM5 e TM6) estão envolvidas no local de ligação, ilustrado para o recetor β-adrenérgico *na **Figura 14**.*

Os resíduos importantes que se podem ligar à adrenalina ou à noradrenalina são :

— Um resíduo de ácido aspártico (Asp-113) que interage com o azoto protonado da catecolamina através de uma ligação iónica;

— Um resíduo de fenilalanina (Phe-290) cujo anel aromático interage com o anel catecol através de interações de Van-der Waals;

— Dois resíduos de serina (Ser-204 e Ser-207) que interagem com os grupos fenólicos da catecolamina através de uma ligação de hidrogénio;

— Um resíduo de asparagina (Asn-293) que interage com a função álcool da catecolamina.

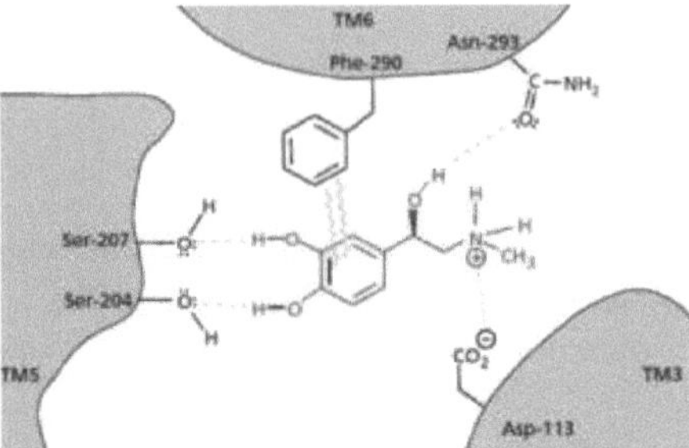

Figura 14. Local de ligação do recetor adrenérgico (Gabriel Boachie Ansah Condensed, 2018).

9.2. Grupos de ligação importantes das catecolaminas

Os dados sobre as interações entre os locais de ligação acima referidos são fornecidos por estudos da relação estrutura-atividade das catecolaminas. Estes dados sublinham a importância de ter ***(figura 15):***

— Uma função secundária do álcool que está envolvida numa interação do tipo ligação de hidrogénio;

— Um anel de catecol intacto com dois grupos OH fenólicos não substituídos, os dois substituintes do fenol podem ser substituídos por outros grupos capazes interagir com o local através de ligações de hidrogénio. O meta-fenol pode ser substituído por grupos : CH2OH, CH2CH2OH, NH2, NHCH3, NHCOR, N(CH3)2 e NHSO2R ;

— Uma amina ionizada.

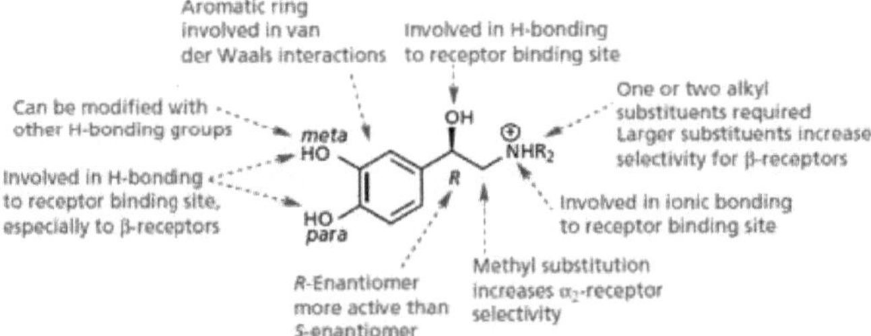

Figura 15. Grupos de ligação importantes das catecolaminas (Gabriel Boachie Ansah Condensed, 2018).

Os β-bloqueadores estão estreitamente relacionados estruturalmente com as catecolaminas. Tal como acontece com as catecolaminas, a ligação ß-amino álcool é uma condição necessária para a manifestação de efeitos nos receptores adrenérgicos. Por conseguinte, é provável que os ß-bloqueadores se liguem aos mesmos locais dos receptores ß que as catecolaminas.

As principais ligações entre estas moléculas e o recetor situam-se no grupo arilo (interação π), no grupo hidroxilo (ligação de hidrogénio) e no azoto protonado (ligação iónica). A posição relativa destes três pólos de interação é, portanto, essencial para a atividade dos β-bloqueadores ***(Figura 15).***

9.3. Seletividade para os receptores β-adrenérgicos

Os estudos da relação estrutura-atividade revelam certas caraterísticas que introduzem seletividade entre os receptores α e β, desempenhando o substituinte N-alquilo um papel nesta seletividade ***(Figura 16).***

A presença um grupo N-alquilo volumoso, como o isopropilo ou o terc-butilo, é particularmente selectiva para o recetor β-adrenérgico, porque este possui uma bolsa hidrofóbica na qual se pode alojar um grupo alquilo volumoso, ao contrário do recetor α-adrenérgico.

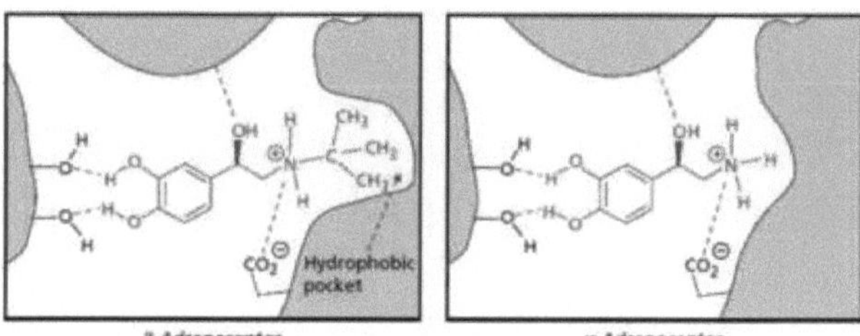

Figura 16. Comparação dos locais de ligação dos recetores α- e β-adrenérgicos (Gabriel Boachie Ansah Condensed, 2018).

9.4. Antagonismo dos receptores beta

A maioria dos β-bloqueadores pertence à classe química das ariloxipropanolaminas:

Dado que esta caraterística estrutural é frequentemente encontrada nos β-bloqueadores, assumiu-se que o grupo -OCH2- é responsável pelas propriedades antagonistas destas moléculas, mas tal não é verdade, uma vez que o grupo -OCH2- está presente em vários compostos que são agonistas potentes, o que leva a concluir que é a natureza do anel aromático e dos seus substituintes que é o principal determinante da atividade antagonista.

Um grande número de ariloxipropanolaminas foi sintetizado e testado, e os resultados da relação estrutura-atividade foram os seguintes ***(Figura 18):***

- Os substituintes N-alquilo ramificados e volumosos, como o isopropilo e o t-butilo, são benéficos para a atividade β-antagonista, sugerindo a interação com uma bolsa hidrofóbica no local de ligação (idêntica à dos β-agonistas);
- São possíveis sistemas de anéis aromáticos variáveis e podem ser introduzidos anéis heteroaromáticos, por exemplo, *o Pindolol e o Timolol **(figura 17)**;*

S-Pindolol **S-Timolol**

Figura 17. β-bloqueadores com anéis heteroaromáticos.

- A substituição do grupo metileno na cadeia lateral aumenta a estabilidade metabólica mas reduz a atividade;

- O grupo álcool na cadeia lateral é essencial para a atividade;
- A substituição do oxigénio na cadeia lateral do oximetileno por enxofre (S) ou metilo (CH2) reduz a atividade, embora tenha sido obtido um β-bloqueador seletivo para os tecidos através da substituição do oxigénio (O) por azoto (NH);
- Os substituintes N-alquilo com comprimento superior a isopropilo ou t-butilo são menos activos, mas a adição de um grupo N-ariletilo, como [-CH(CH3)2-CH2-Ph] ou [-CH2-CH2-CH2-Ph], é benéfica (extensão);
- A amina deve ser secundária.

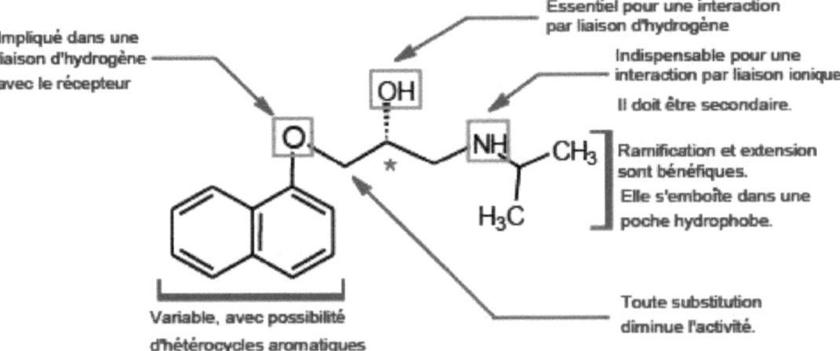

Figura 18. Relação estrutura-atividade das ariloxipropanolaminas.

9.5. Comparação das estruturas das ariloxipropanolaminas e das feniletanolaminas

Se considerarmos a distância entre o anel aromático e a função amina protonada, esta deverá ser maior para as ariloxipropanolaminas do que para as feniletanolaminas, uma vez que inclui uma cadeia adicional não-oximetilénica.

No entanto, se examinarmos a natureza das ligações neste ponto preciso da molécula por cristalografia, encontramos um encurtamento das ligações CAr _O e O_CH2 (1,36 e 1,43 A° respetivamente) que parece indicar uma certa deslocalização. Por outro lado, o valor do ângulo diedro Γ, sempre próximo de O°, tende a provar que a parte plana da molécula se estende desde o anel aromático até ao carbono metileno ***(Figura 19):***

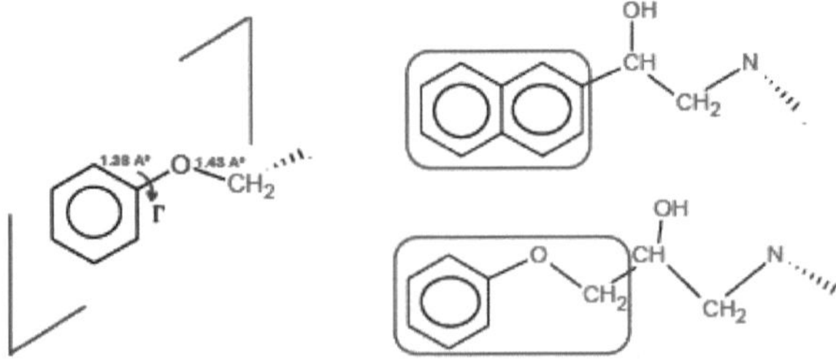

Figura 19. Comparação das estruturas das ariloxipropanolaminas e das feniletanolaminas.

JEN e Kaiser também postularam a existência de duas ligações de hidrogénio na conformação de ariloxipropanolaminas protonadas, o que reduziria ainda mais a distância entre o anel aromático e a função amina.

O cálculo das respectivas distâncias médias entre o OH alcoólico, o azoto protonado e o ponto π que representa o baricentro médio da nuvem eletrónica π, confirma efetivamente a grande semelhança de

estrutura entre as duas famílias de β-bloqueadores **(tabela IV)**:

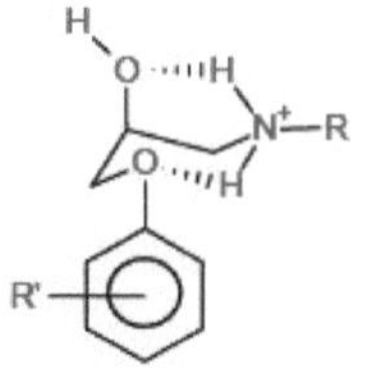

Tabela IV. Cálculo da distância entre o anel aromático e a função amina.

Classe química	O_N+	+	0_π
Feniletanolaminas	2,87 A°	6,21 A°	4,70 A°
Ariloxipropanolaminas	2,90 A°	5,99 A°	4,61 A°

9.6. Estereoquímica

Todos os β-bloqueadores têm pelo menos um carbono assimétrico na sua estrutura que confere atividade ótica ao fármaco. Por conseguinte, são produtos racémicos com dois isómeros para cada carbono assimétrico.

Para obter a máxima eficiência na ligação ao recetor, o grupo hidroxi deve ocupar a mesma região no espaço que os agonistas (configuração R).

Devido à inserção de um átomo de oxigénio na cadeia lateral das ariloxipropanolaminas, a prioridade Cahn-Ingold-Prelog dos substituintes em torno do carbono assimétrico difere da dos agonistas, e o isómero com a disposição espacial necessária tem a configuração S absoluta ***(Figura 20)***

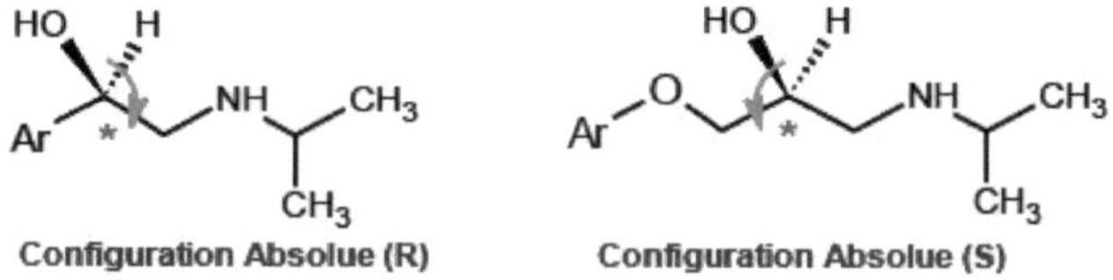

Configuration Absolue (R) Configuration Absolue (S)

Figura 20: Estereoquímica dos antagonistas β-adrenérgicos.

9.7. Bloqueio dos receptores α

Os estudos da relação estrutura-atividade entre as feniletanolaminas mostraram que a substituição do átomo de azoto por um grupo maior do que o t-butil (grupo aril-α-metilalquilo) confere afinidade para os receptores ai da molécula. Por conseguinte, os compostos com atividade bloqueadora de a (*Labetalol e Carvedilol)* são antagonistas α/β mistos e foram obtidos substituindo o azoto das arietanolaminas e ariloxipropanolaminas por grupos volumosos lipofílicos.

No caso do *Labetalol*, o grupo arilalquilo e o grupo metilo são responsáveis pela sua atividade bloqueadora do recetor α1 (tal como acontece *com a dobutamina*, que é um agonista seletivo do recetor α1). A porção de feniletanolamina e o substituinte volumoso ligado ao átomo de azoto (N-arilalquilo) conferem-lhe a propriedade de antagonista misto dos receptores α e β ***(Figura 21).***

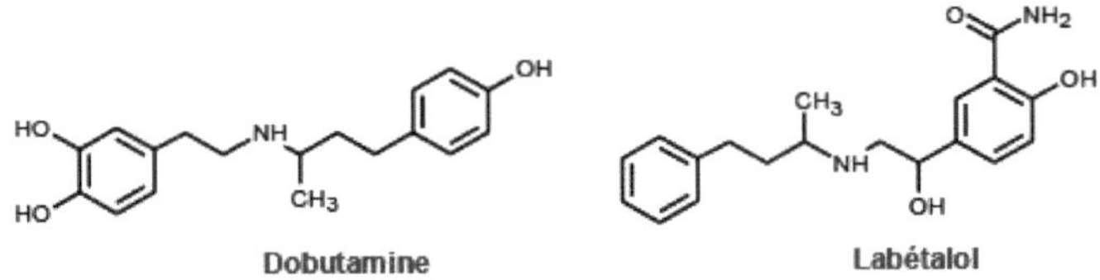

Figura 21. Estruturas químicas da Dobutamina e do Labetalol.

No caso do *carvedilol*, a porção ariloxipropanolamina e o substituinte volumoso ligado ao átomo de azoto conferem-lhe a propriedade de antagonizar tanto os receptores α como os β. Para além da sua atividade bloqueadora ai- e β, a porção tricíclica do carbazol confere também à *molécula de Carvedilol* propriedades anti-oxidantes (***Figura 22).***

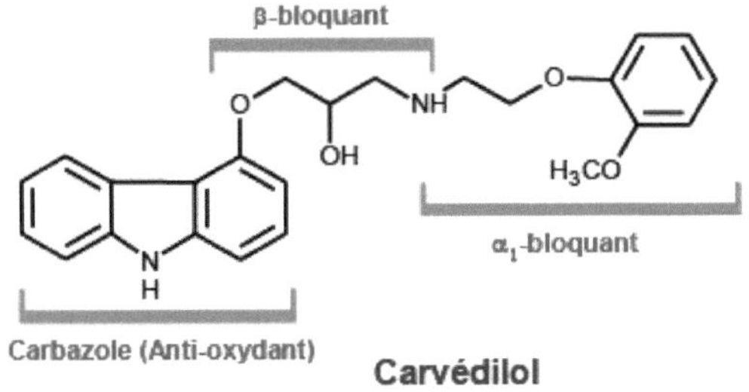

Figura 22. Estrutura química do carvedilol.

10. Indicações

10.1. Tratamento da hipertensão

A ação anti-hipertensiva resulta dos seguintes efeitos

- Ação sobre o coração, reduzindo o débito cardíaco;
- Ação sobre os rins, reduzindo a libertação de renina;
- Efeitos inibitórios sobre a estimulação dos receptores e2-adrenérgicos pré-sinápticos pela adrenalina.

10.2. Tratamento profilático das crises de angina

- Os β-bloqueadores são o tratamento de referência para a angina de esforço e o tratamento preventivo crónico para os eventos pós-enfarte do miocárdio.
- A sua eficácia baseia-se nos seus efeitos inotrópicos e cronotrópicos negativos, que reduzem a atividade cardíaca e, por conseguinte, as necessidades de oxigénio do miocárdio.

10.3. Tratamento das arritmias

- Os β-bloqueadores têm um efeito sobre todas as perturbações do ritmo catecolinérgico ( ). Correspondem ao grupo II da classificação Vaughan-Williams dos antiarrítmicos (exceto o

Sotalol).

- O efeito antiarrítmico é explicado por uma redução do automatismo sinusal e da condutividade nodal.

10.4. **Tratamento da insuficiência cardíaca**

Durante muito tempo, os β-bloqueadores foram considerados contra-indicados insuficiência cardíaca por reduzirem o débito cardíaco e a contratilidade do miocárdio. No entanto, a hipótese de uma melhoria dos sintomas foi testada em vários ensaios clínicos e quatro β-bloqueadores (*Carvedilol, Bisoprolol, Metoprolol LP e Nebivolol*) demonstraram a sua eficácia e têm autorização de comercialização para esta indicação.

10.5. **Outras indicações não cardiovasculares**

10.6. Tratamento do glaucoma (Carteolol e Betaxolol): a descoberta casual de uma descida da pressão ocular em doentes com glaucoma e hipertensão arterial tratados com β-bloqueadores levou à utilização destes medicamentos no tratamento a longo prazo do glaucoma crónico.

10.7. O Propranolol e o Metoprolol são utilizados para reduzir o número e a intensidade das crises de enxaqueca, devido ao seu efeito vasoconstritor.

11. Contra-indicações

— Asma: os β-bloqueadores estão contra-indicados em doentes com asma ou com antecedentes de asma, nos quais podem induzir ou agravar a asma.

— Bradicardia sinusal significativa (menos de 45 batimentos por minuto)

— Doença pulmonar obstrutiva crónica grave

— Bloqueio atrioventricular de segundo grau

— Doença arterial periférica grave

— Doentes com síndroma de Raynaud.

12. Efeitos indesejáveis

— Possível agravamento de uma perturbação do ritmo por bradicardia excessiva

— A bradicardia sinusal e a redução da condução podem induzir ou agravar bloqueios sino-atriais ou atrioventriculares.

— As consequências hemodinâmicas do choque alérgico são mais significativas na medida em que a estimulação inotrópica cardíaca simpática é bloqueada, impedindo a manutenção da pressão arterial.

— O desequilíbrio a favor do efeito alfa-vasoconstritor pode levar a síndromes de Raynaud.

— Também foram notificadas perturbações do sono e depressão com os β-bloqueadores, especialmente se tiverem uma via de ação no SNC (β-bloqueadores lipossolúveis).

— Agravamento das lesões da psoríase (por redução da produção de AMPc na pele)

— Os sintomas de hipoglicemia nos diabéticos tratados (taquicardia e tremores) são reduzidos e, por conseguinte, menos perceptíveis, razão pela qual devem ser tratados com precaução.

— Distúrbios metabólicos.

13. Conclusão e perspectivas

O que os β-bloqueadores têm em comum é o facto de bloquearem os receptores β_1-adrenérgicos, mas têm propriedades farmacológicas diferentes. Numerosos estudos compararam-nos para determinar qual seria a melhor escolha em função da patologia a tratar e das caraterísticas dos doentes. Podem ser tiradas as seguintes conclusões:

Em termos de eficácia, os diferentes β-bloqueadores são muito semelhantes. É a propriedade de bloqueio dos β_1 que está na origem de todos os efeitos terapêuticos, nomeadamente anti-hipertensivos e anti-isquémicos.

Em termos de tolerabilidade, pode haver uma vantagem em utilizar um bloqueador ß1 seletivo (que não bloqueie os receptores β2):

— Em doentes com asma, para evitar a supressão do efeito broncodilatador da estimulação β2;

— Nos diabéticos, para reduzir a supressão dos sintomas hipoglicémicos associados à estimulação simpática reactiva (taquicardia, palpitações, ansiedade e tremores);

— Em doentes com doença arterial periférica, para preservar a vasodilatação arteriolar dependente da estimulação dos receptores e2-adrenérgicos;

- Em doentes com colesterol e triglicéridos sanguíneos elevados, para preservar a ação da lipoproteína lipase.

Na prática, as diferenças entre os β-bloqueadores selectivos e não selectivos não são "clinicamente" muito significativas, uma vez que a seletividade é apenas relativa e diminui com o aumento das doses.

O efeito agonista β1 parcial não tem interesse neste caso, uma vez que limitaria o efeito bloqueador β1 que estamos a procurar.

Um efeito agonista β2 parcial seria interessante para o metabolismo lipídico.

Atualmente, os β-bloqueadores parecem atingido um elevado nível de desenvolvimento, sendo provável que não se esperem grandes avanços nos próximos anos, pelo menos nas séries tradicionalmente exploradas. No entanto, ainda há espaço para melhorias, particularmente em termos de cardiosselectividade.

14. Referências

1. TRONCHE P e COUQUELET J. Os Bêta-bloquantes. **In**: BRION JD, BUXERAUD J, CASTEL J et al. *Médicaments du Système Cardio- Vasculaire*, Paris: Tec & Doc, 1992, p. 105-139. (Traité de Chimie Thérapeutique, Volume 3).

2. WATSON, David G. Drogas que afetam o sistema adrenérgico. **In**: *Pharmaceutical Chemistry* **[Online]**. 1st ed. Reino Unido: Churchill Livingstone Elsevier, 2011, p. 199-214. Disponível em: < > https://www.elsevier.com/books/pharmaceutical-chemistry/watson/ 978-0-443-07233-8 (Acedido em 20/12/2019).

3. KIRKIACHARIAN, Serge. Medicamentos para o sistema cardiovascular. **In**: *Guide de Chimie Médicinale et Médicaments*, Paris: Tec & Doc, 2010, p. 249-264.

4. KIRKIACHARIAN, Serge e PIERI, François. Medicamentos para o Sistema Nervoso Autónomo. **In**: *Pharmacologie et Thérapeutique.* 2th ed. Paris: Ellipses, 1992, p. 140-144.

5. TAOUFIK, Jamal. Medicamentos do Sistema Nervoso Autónomo. **In**: *Précis de Chimie Thérapeutique*, Rabat: MEDIKA, 2007, p. 203-205.

6. LECHAT, Philippe. *Farmacologia.* **[Em linha].** Paris: Université Pierre et Marie Curie, Service de pharmacologie, Niveau DCEM1, 2006, 349 p. <> Disponível em: http://www.chups.jussieu.fr/polys/pharmaco /poly/ Pharmaco .pdf (Acedido em 25/12/2019).

7. GORRE, Frauke e VANDEKERCKHOVE, Hans. Beta-bloqueadores: foco no mecanismo de ação Que beta-bloqueador, quando e porquê? *Ata Cardiologica* **[Online]**. 2010; 65(5): 565-570. Disponível <> em: https://www.researchgate.net/p ublication/49652938Betablockerfocusonmechanismofaction Whichbeta-blockerwhenandwhy (Acedido em 25/12/2019).

8. RESHMI, Sameeth. *Bloqueadores beta.* **[Online]**. 2016, 68 p. Disponível em:< https://fr.slideshare.net/DrReshmiSameeth/beta-blockers- > 57403519 (Acedido em 25/12/2019).

9. CIZMARIRKOVA Ruzena, HABALA Ladislav, VALENTOVA Jindra e MARKULIAK Mario. Pesquisa da atividade farmacológica e farmacocinética de bloqueadores adrenérgicos selecionados em relação à sua estereoquímica. *Ciências Aplicadas* **[Online]**. 2019; 9(625): 1-29. ==0 > Disponível em:< https://scholar.google.com/scholar?Surveyof+Pesquisa da atividade farmacológica e farmacocinética de bloqueadores adrenérgicos selecionados em

relação à sua estereoquímica&hl en&assdt &asvis=1&oi=scholart (Acesso em 27/12/2019).

10. Direção Europeia da Qualidade dos Medicamentos e Cuidados de Saúde. Monografia de cloridrato de propranolol. **In**: *Farmacopeia Europeia.* 9th ed. França: EDQM, 2018, p. 3675-3676.

11. Direção Europeia da Qualidade dos Medicamentos e Cuidados de Saúde. Monografia sobre o cloridrato de labetalol. **In**: *Farmacopeia Europeia.* 9th ed. França: EDQM, 2018, p. 3065-3067.

Capítulo 3

Anti-hipertensores centrais

1. Introdução

Com exceção de alguns casos especiais, os anti-hipertensores de ação central são indicados como tratamentos de terceira ou quarta linha para a hipertensão essencial e são utilizados em associação com outros anti-hipertensores. São agonistas alfa-2 pré-sinápticos que actuam nos centros cardiomoduladores bulbares e têm todos um efeito simpatolítico central mais ou menos marcado.

2. Antecedentes fisiopatológicos

Uma "catecolamina" é definida por um anel catecol, que é um anel aromático de benzeno com dois grupos hidroxilo adjacentes e uma cadeia curta de hidrocarbonetos que termina num grupo amina **(Figura 1).**

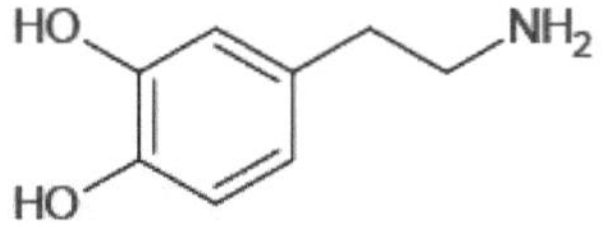

Figura 1: Núcleo das catecolaminas.

As catecolaminas são :

- A norepinefrina ou noradrenalina é o neurotransmissor das fibras pós-ganglionares simpáticas e de certos neurónios do sistema nervoso central;
- A epinefrina ou adrenalina é a principal hormona segregada na circulação sistémica pela medula suprarrenal;
- A dopamina é a catecolamina natriurética, actuando localmente nos rins mas também centralmente como neurotransmissor.

2.1. Receptores adrenérgicos

Os efeitos fisiológicos e metabólicos das catecolaminas são determinados por receptores específicos, denominados receptores adrenérgicos, inseridos na membrana das células efectoras. Em 1945, AHLQUIST foi o primeiro a propor a existência de dois tipos de receptores adrenérgicos, α e β, para explicar os diferentes efeitos fisiológicos mediados pela adrenalina e pela noradrenalina.

O AHLQUIST determinou os efeitos atribuíveis aos receptores α ou β-adrenérgicos de acordo com uma ordem de potência dos seguintes agonistas: > > > >> Adrenalina Noradrenalina Isoprenalina que define os receptores α-adrenérgicos, enquanto a Isoprenalina Adrenalina Norepinefrina para os receptores β-adrenérgicos.

Consequentemente, a adrenalina estimula ambos os tipos de receptores adrenérgicos, enquanto a noradrenalina estimula preferencialmente os receptores α-adrenérgicos.

2.3. Subtipos de receptores a-adrenérgicos

As evidências farmacológicas também forneceram pistas sobre existência de diferentes tipos de receptores α-adrenérgicos:

- Os receptores α-adrenérgicos al ;
- receptores a2-adrenérgicos.

No sistema simpático, os receptores adrenérgicos α1 são predominantemente pós-sinápticos, enquanto os receptores a2 são predominantemente pré-sinápticos **(Figura 2).**

No sistema nervoso central, predominam os receptores a2.

Estas diferentes localizações explicam por que razão uma substância que interage com os receptores a-adrenérgicos terá efeitos diferentes consoante os receptores que estimula ou bloqueia.

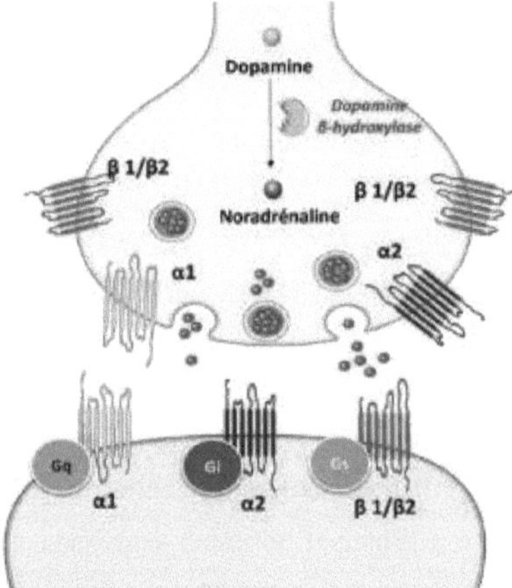

Figura 2: Distribuição sináptica dos receptores noradrenérgicos (R BORDET, 2019).

2.4. Efeitos da estimulação dos receptores

2.4.1. Efeitos da estimulação de α1 periféricos

Contração das fibras lisas :

- Fibras vasculares (aumento da pressão arterial e da resistência periférica) ;
- Trigone vesica (promove a micção) ;
- Colo da bexiga e uretra (promove a continência da bexiga e previne a ejaculação retrógrada);
- Intestino: contração dos músculos do esfíncter (evacuação);
- Músculo dilatador da íris (midríase) ;
- Músculo liso pilomotor (enrola o pelo) ;

- Creur: aumenta a força das contracções (efeito muito ligeiro no homem) Glicogenólise hepática (aumento do açúcar no sangue).

2.4.2. Efeitos da estimulação de α2 periféricos

- Contração de certas fibras lisas vasculares (fibras não inervadas)

- Adipócitos: inibição da lipólise

- Relaxamento do músculo liso intestinal (por redução da libertação de acetilcolina: ação alfa-adrenérgica pré-sináptica)

- Reduz a secreção de água e de sal (utilizado no tratamento de certos tipos de diarreia, como a cólera).

— Estimulação da agregação plaquetária

— Diminuição da secreção de renina

— Diminuição da libertação de noradrenalina (efeito pré-sináptico)

— Diminuição da secreção de insulina.

2.4.3. Efeitos da estimulação dos receptores α2 centrais

- Sedação
- Redução do tónus simpático (diminuição da pressão arterial)
arterial)
- Diminuição da secreção de certas glândulas exócrinas, como as glândulas salivares (levando à secura da boca) **(Figura 3).**

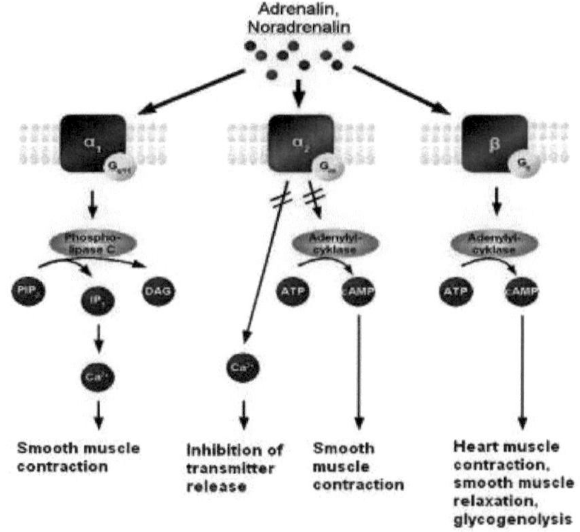

Figura 3: Efeitos da estimulação dos receptores adrenérgicos (J DEGUIL, 2019).

3. Anti-hipertensores centrais

3.1. Geral

Os anti-hipertensores centrais são agonistas a2-adrenérgicos com um efeito vasoconstritor fraco na periferia através da estimulação dos receptores α2 pós-sinápticos, mas reduzem a libertação de catecolaminas através dos seus efeitos pré-sinápticos, o que pode compensar o primeiro efeito.

Os a2-adrenérgicos atravessam facilmente a barreira hemato-encefálica e reduzem a libertação de catecolaminas nos centros de regulação da pressão arterial, reduzindo assim o tónus simpático e a libertação de catecolaminas na periferia. São conhecidos como hipotensores centrais ou simpatolíticos; o fármaco de referência desta classe *é a a-metildopa (ALDOMET®)* **(Quadro I).**

Tabela I. Principais agentes anti-hipertensores centrais.

Molécula ICD	Nome comercial e Forma farmacêutica	Estrutura química e nome científico
α-Méthyldopa	**ALDOMET®** Comprimés à 250 mg	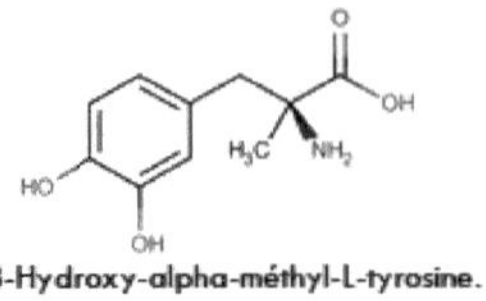 3-Hydroxy-alpha-méthyl-L-tyrosine.
Clonidine	**CATAPRESSAN®** Comprimés à 0,5 mg. Injectable 0,15 mg/mL	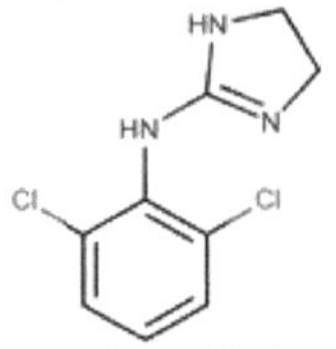 2-((2,6 Dichlorophényl)imino) imidazolidine.

Tabela I. Principais anti-hipertensores centrais (continuação).

Molécula ICD	Nome comercial e Forma farmacêutica	Estrutura química e nome científico
Rilménidine	**HYPERIUM®** Comprimés à 1 mg	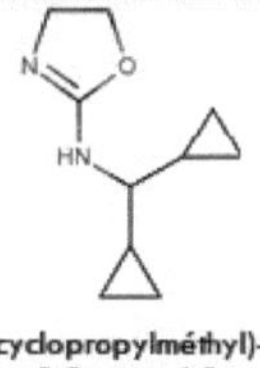 N-(dicyclopropylméthyl)-4,5-dihydro-1,3-oxazol-2-amine.
Moxonidine	**PHYSIOTENS®** Comprimés à 0,4 mg	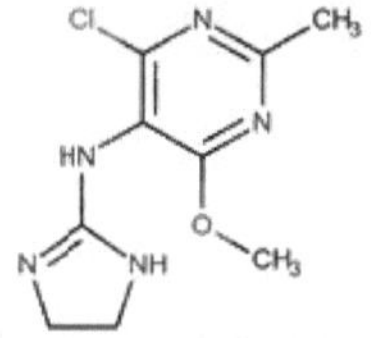 4-Chloro-N-(4,5-dihydro-1H-imidazol-2-yl)- 6-méthoxy-2-méthylpyrimidin-5-amine.
Apraclonidine Para-amino-Clonidine	**IOPIDINE®** Collyre à 0,5 %	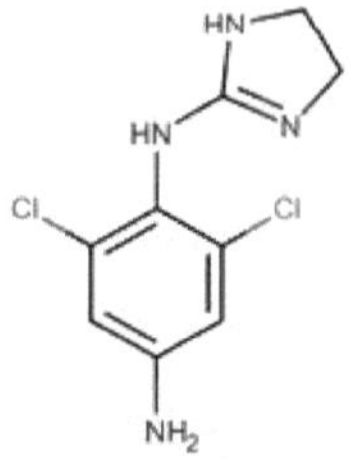 2-[(4-amino-2,6 dichlorophényl) imino]imidazolidine.

3.2. Estudo do parceiro principal

α-Metildopa: ALDOMET® (em francês)

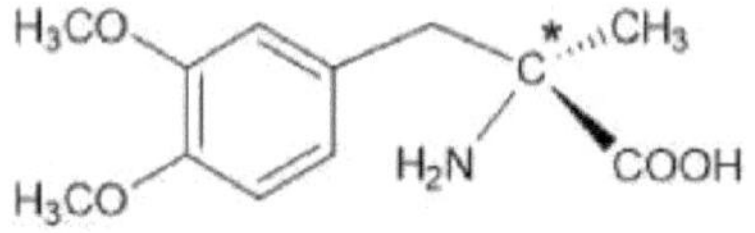

Figura 4: Estrutura química da a-metildopa.

3.2.1. Síntese química

A a-metildopa é preparada por uma reação de clorometilação do dimetoxibenzeno; esta reação é realizada em três etapas, a primeira das quais é uma adição nucleofílica de ácido clorídrico à acetona, seguida de uma segunda adição de cloreto de zinco para formar um intermediário de oxónio que será atacado pelo dimetoxibenzeno para formar 4-(clorometil)-1,2- dimetoxibenzeno com a libertação de hidróxido de cloreto de zinco.

A segunda reação é uma cianidação com cianeto de potássio seguida de uma condensação de Claisen com metanoato de etilo na presença de etanolato de sódio para dar ácido oxobutanóico.

A descarboxilação do produto formado é seguida de uma reação de Bucherer para formar um composto com um anel de hidrónio.

A hidrólise e a metilação deste intermediário dão origem a uma mistura racémica *de a-metildopa* que deve ser resolvida para obter o enantiómero S **(Figura 5).**

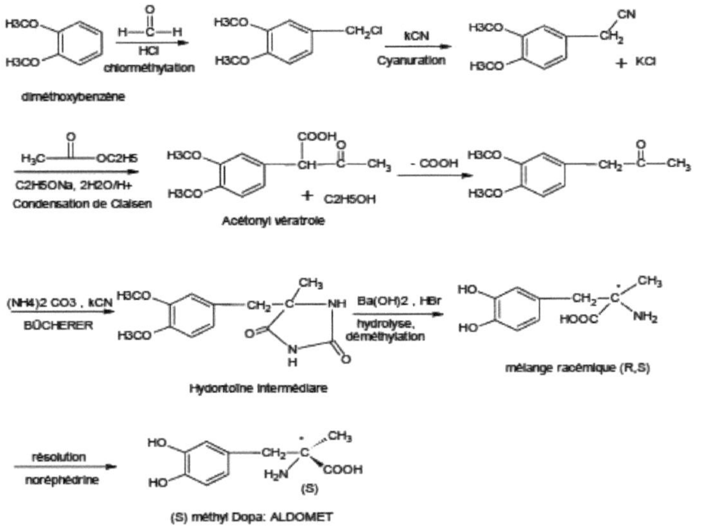

Figura 5. Síntese química da l'α-metildopa.

3.2.2. Controlo analítico

1. Propriedades físico-químicas

A A-metildopa é um pó fino branco a branco-amarelado, facilmente solúvel em água, solúvel em DMSO (75 mM) e em ácido clorídrico diluído.

2. Identificação

- Espectrofotometria de infravermelhos comparada com *o* espetro da *a-metildopa SCR.*

- Ponto de fusão aprox. 300°C.

3. Teste

- Ensaio de substâncias relacionadas por cromatografia líquida.

- Teste de potência rotacional.

- Perda por secagem e ensaio de cinzas sulfúricas.

4. Dosagem

Titulação por potenciometria com hidróxido de sódio 0,1 M.

1.3. Relação estrutura-atividade

Uma amina alifática primária ou secundária separada por dois carbonos de um anel de benzeno substituído é essencial para uma elevada atividade agonista.

O carbono substituído por hidroxilo deve estar na configuração R para uma atividade direta máxima.

1.3.1. Substituição do radical R1

Quando o tamanho do radical R1 é aumentado, a atividade do recetor alfa diminui e a atividade do recetor beta aumenta.

Os grandes grupos lipofílicos permitem obter compostos com atividade bloqueadora alfa.

O grupo arilalquilo pode proporcionar uma seletividade beta, uma melhor penetração celular e uma maior lipofilicidade para uma duração de ação mais longa.

1.3.2. Substituição do radical R2

O grupo etilo pode eliminar a atividade alfa do fármaco.

O grupo metilo adicional torna o medicamento mais seletivo para a atividade alfa2.

1.3.3. O radical R3 do anel aromático

O anel benzénico natural 3',4'-dihidroxi-substituído da norepinefrina proporciona uma excelente atividade dos receptores α e β. No entanto, estes compostos contendo catecóis têm uma atividade oral reduzida, uma vez que são rapidamente metabolizados pela COMT.

Os compostos 3', 5'-di-hidroxi são activos por via oral.

Pelo menos um dos grupos deve ser capaz de formar ligações de hidrogénio.

Se R3 for apenas um 3'-OH ou uma 3'-sulfonamida, a atividade é reduzida nos locais α mas quase eliminada nos locais β, resultando em α-agonistas selectivos **(Figura 6).**

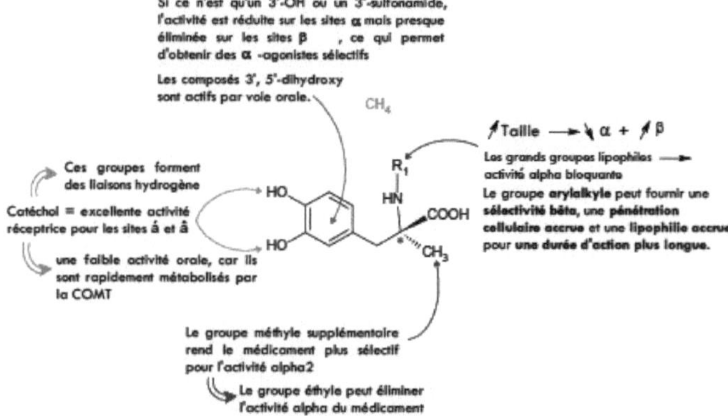

Figura 6. Relação estrutura-atividade dos anti-hipertensores centrais.

1.4. Mecanismo de ação

Os anti-hipertensores centrais actuam preferencialmente sobre os receptores a2-adrenérgicos e são susceptíveis de aumentar o estado depressivo ou de fazer aparecer um estado depressivo latente. Em contrapartida, os antagonistas dos receptores α2 pré-sinápticos centrais têm um efeito antidepressivo. *A moxonidina* não deve ser utilizada em doentes com insuficiência cardíaca.

A interrupção abrupta dos agonistas α2, em particular *da Clonidina*, pode ser seguida de uma recuperação da hipertensão arterial, taquicardia, sudação e agitação. A re-administração de *Clonidina* elimina os sintomas anteriores, que são semelhantes aos observados quando a morfina é interrompida. *A clonidina* pode ser utilizada para reduzir a intensidade dos sintomas observados durante a abstinência da morfina.

1.5. Indicações

Os anti-hipertensores centrais reduzem diretamente o efeito do sistema ortossimpático e aumentam indiretamente o do sistema parassimpático, sensibilizando os centros bulbares à inibição da pressão arterial pelo reflexo barorreceptor. Têm ainda um efeito inotrópico e cronotrópico negativo, também clinicamente útil, mais acentuado na *Clonidina* do que *na Metildopa.*

A metildopa é utilizada no tratamento clínico das seguintes perturbações:

- Hipertensão ;
- Hipertensão gestacional (ou hipertensão induzida pela gravidez) e pré-eclâmpsia.

A principal indicação para a *clonidina* é a emergência hipertensiva.

No entanto, *a clonidina* é mais conhecida e utilizada em anestesia e cuidados intensivos pelas suas propriedades sedativas e analgésicas. Pode ser utilizada per os como pré-medicação, por via intravenosa e perimedular.

1.6. Efeitos indesejáveis

A sonolência, a boca seca e risco de hipotensão estão presentes em todos os anti-hipertensores de ação central. Estes sintomas tendem a desaparecer com o tempo, mesmo depois de aumentar a dose após o escape inicial do medicamento. Se persistirem, o tratamento pode ter de ser interrompido.

Os doentes podem sofrer de depressão, ansiedade e astenia. A diminuição da libido e as dificuldades de ereção são relativamente comuns.

A metildopa tem propriedades antidopaminérgicas acentuadas. Por conseguinte, pode provocar sinais extra-piramidais (por exemplo, síndroma de Parkinson, distonia) e galactorreia secundária a hiperprolactinemia. Existe um risco de angina, de redema, de perturbações digestivas raras mas graves e de lesões hepáticas, nomeadamente durante os três primeiros meses de tratamento. Está associada a anemia hemolítica.

1.7. Contra-indicações

- Clonidina: perturbações da condução cardíaca com bradicardia.
- Metildopa: depressão; doença hepática agudaê (RCP).
- Moxonidina: perturbações da condução cardíaca com bradicardia, insuficiência cardíaca grave.

4. Conclusão

Os anti-hipertensores centrais distinguem-se pelo seu mecanismo de ação único, que se centra na regulação central da pressão arterial. Estes agentes actuam no sistema nervoso central para modular a libertação de catecolaminas, induzindo assim uma resposta hipotensora.

São agonistas alfa-2 pré-sinápticos que actuam nos centros cardiomoduladores bulbares e têm todos um efeito simpatolítico central mais ou menos marcado. Sem ação periférica importante, preservam a adaptação postural da pressão arterial e o barorreflexo.

A metildopa continua a ser um dos anti-hipertensores de eleição, graças ao seu longo historial em mulheres grávidas.

A ação dos anti-hipertensores centrais pode ser significativa no momento do pico dos níveis plasmáticos, com de hipotensão arterial, e diminui no decurso do tratamento. Existe um risco de rebound em retirada abrupta ou de falta de dose. Os seus efeitos são dose-dependentes, pelo que o tratamento deve ser iniciado com uma dose baixa. Todas elas provocam sonolência, depressão e anedonia e, por vezes, outros efeitos centrais mais graves.

5. Referências

1. LARONZE J.Y. Os anti-hipertensores centrais. **In**: BRION JD, BUXERAUD J, CASTEL J et al. *Médicaments du Système Cardio- Vasculaire*, Paris: Tec & Doc, 1992, p. 247-260. (Traité de Chimie Thérapeutique, Volume 3).
2. KIRKIACHARIAN, Serge. Medicamentos para o sistema cardiovascular. **In**: *Guide de Chimie Médicinale et Médicaments*, Paris: Tec & Doc, 2010, p. 249-264.
3. KIRKIACHARIAN, Serge e PIERI, François. Medicamentos para o Sistema Nervoso Autónomo. **In**: *Pharmacologie et Thérapeutique.* 2th ed. Paris: Ellipses, 1992, p. 140-144.
4. Colégio Nacional de Farmacologia Médica. Anti-hipertensivos centrais. **[Em linha].** Bordeaux : 2019, 20 p. Disponível em : <https://pharmacomedicale.org/medicaments/parspecialites/item /anti-hipertensivos-d-ação-centrale> (Consultado em 01 /06/2024).
5. Lemke TL, Williams DA. Princípios de Química Medicinal de Foye. Lippincott Williams & Wilkins; 2008. 1406 p.
6. Direção Europeia da Qualidade dos Medicamentos e Cuidados de Saúde. Monografia do produto Metildopa. **In**: *European Pharmacopoeia.* 9th ed. França: EDQM, 2018, p. 3675-3676.
7.

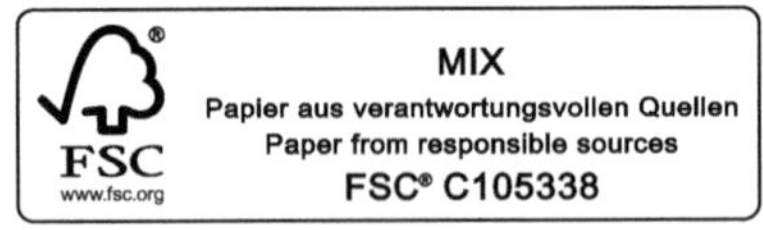

Printed by Books on Demand GmbH, Norderstedt / Germany